Siri ya Kifo

Shannel S Silwimba

Published by Shannel Steven Silwimba, 2024.

SIRI YA KIFO

First edition. March 20, 2024.

ISBN: 979-8223677208

Written by Shannel S Silwimba.

Also by Shannel S Silwimba

Chuo cha Tatu

Mwana-Adam ni Nani Naye ni Nini Mungu Amkomboe

Standalone

Historia & Maisha ya Yeshua Kristo

Jinsi ya Kusali & Kuongea na Yahweh

Mafundisho ya Utajiri

Utatu Mtakatifu

Mafundisho ya Ndoa

Ufufuo & Uchukuo

Ujio wa Pili wa Yesu Kristo

Yisrael

Mafundisho ya Utajiri

Creation of Man

The Doctrine of Prosperity

The Book of Death

Siri ya Kifo

Yaliyomo

Kitabu hiki kinawaenzi wale wote wanao itafuta kweli maishani ...

Sala ya Ukombozi

Baba yetu uliye Mbinguni; ninakiri kwa mdomo, na kuamini moyoni mwangu kwa dhati ya kwamba, Mwanao Yeshua Kristo ni Mungu. Alikuja katika mwili, na kufariki mauti ya msalaba kwa ajili ya dhambi zangu. Baba Mungu ulimfufua toka katika wafu, na sasa amekaa mkono wako wa kuume katika kiti cha enzi Mbinguni.

Naomba msamaha wa dhambi zangu zote nilizo tenda maishani. Ninawasamehe wote walio nikosea katika maisha yangu. Namkataa shetani, na dhambi, na tamaa ovu zote.

Nakupenda YAHWEH Mungu wangu kwa roho yangu yote, kwa nafsi yangu yote, na kwa nguvu zangu zote. Niwezeshe niwapende jirani zangu kama ulivyo nipenda mimi.

Nampokea Roho wako Mtakatifu kama ulivyo ahidi. Nakabidhi maisha yangu yote kwake.

Baba Mungu; ninashukuru kwa neema ya kunitakasa, kunihesabia haki, na kunikomboa kupitia kafara ya damu ya Adonai Yeshua Kristo, toka utumwa wa dhambi mara tu nisalipo sala hii.

Sifa na shukrani upewe YAHWEH kwa kunitimizia mimi mwanao mahitaji yangu yote ya kila siku: neema, afya, utajirisho, shalom, na ushindi katika yote ili nitimize kile ulicho niumbia.

Kwa imani ninapokea ukombozi wa kiroho kwa maisha ya milele pamoja nawe, na ukombozi wa kimwili kwa siku za Mbinguni hapa duniani. Ninaamini na kukiri kupokea haya yote katika jina la Mwanao, na Mkombozi wetu Adonai Yeshua Kristo.

Amin! Amin! Amin!

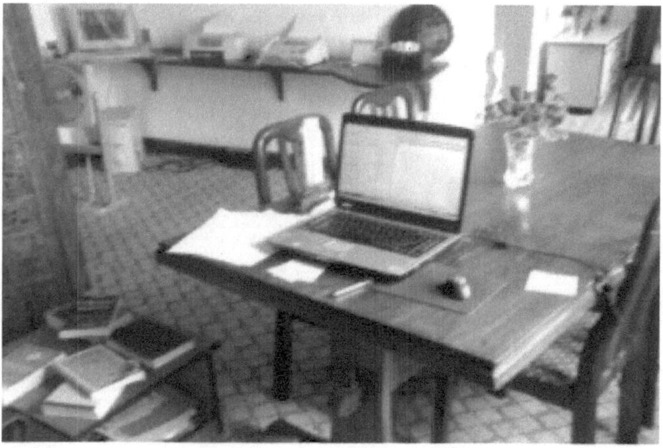

KITABU HIKI KIMEPIGWA chapa na; Shannel S Silwimba
P O Box 1699, Dar es Salaam, Tanzania
Email: shannel.silwimba@gmail.com
Afrika Mashariki

Haki Miliki

Tahariri

Yeshayah 50:4

Adonai YEHWIH amenipa mimi uwezo wa kuzungumza kama mtu msomi, ili kwamba mimi, kwa maneno yangu, nijue jinsi ya kumkidhi aliye choshwa. Kila asubuhi yeye huyahamsha masikio yangu kusikia kama yale ya msomi. [Tafsiri ya Complete Jewish Bible].

Wagalatia 1:12,16,20

KWANI MIMI SIKUPOKEA hili toka kwa mtu, wala mimi sikufundishwa [hili], bali ni kwa ufunuo wa Yeshua Kristo ... Kumfunua Mwana wake ndani yangu, hata niweze mfundisha yeye kati ya Mataifa; saa hilo sikushauriana na wenye mwili na damu: ... Na sasa haya mimi ninayo andika kwenu, tazama, mbele za Mungu, mimi sisemi uongo.

Matendo 5:38-39

NA SASA MIMI NASEMA kwenu, jizuieni toka watu hawa, na waacheni wenyewe: kwani kama huu ushauri au kazi hii ikiwa ni ya watu, haitaishia kuwa lolote lile: lakini kama ikiwa ni ya Mungu, nyie hamwezi ipindua; tena isije kutikana nyie mwapigana na Mungu.

Unabii – 30 Mei 2007

"NAJIMIMINA NAFSI YANGU ndani ya kitabu. Watu hawatasoma kitabu, watakuwa wakinila MIMI (kwani MIMI ndiyo kitabu). Watu watakula kitabu na hawatakisoma (na watakihisi kile walacho ndani ya tumbo lao). Utukufu wangu utakuwa bayana ndani yao, watajua kuwa ni MIMI. MIMI, MIMI naongea kwao na wao watakubali na kukombolewa" ...

Hili Tunasema Sisi

PALE JENERALI ANAPO mpa askari wa daraja la chini kabisa ujumbe kufikisha kwa makamanda vitani, amri hiyo hutangulia zote, na kwayo askari huyo hubadilika daraja mpaka aufikishe ujumbe. Na kwa ujumbe huo, mpangilio mzima, na mwenendo mzima wa jeshi vitani hubadilika.

Dibaji

Mpendwa, jina la kitabu chako hiki ni **MWANA-ADAM NI NANI NAYE NI NINI MUNGU AMKOMBOE** (MNNNMA). Kwa minajili ya kuufikia umma wote wa wanao zungumza Kiswahili tulio tumwa kwao, tulikichapisha pia katika vijitabu vidogo tokea baadhi ya masomo yake. Kwa uelewa huu basi, kama mpendwa unacho kimoja wapo ya hivi, tambua kwamba huo siyo ujumbe wote unao kustahili kuupokea.

Tunasema hivi sababu kitabu MNNNMA kimegawanyika katika vyuo vitatu vikupasavyo mpendwa kuhitimu: **CHUO CHA KWANZA** hufunza kuhusu **Mwanzo Mtakatifu & Kuingia Dhambi. CHUO CHA PILI** hufunza kuhusu **Fumbo La Ukombozi & Ufunuo wa Ukombozi. CHUO CHA TATU** hufunza kuhusu **Mwisho Mtakatifu & Kuondoka Dhambi.** Hivyo ni ushauri wetu umiliki kitabu chote cha (1) **MWANA-ADAM NI NANI NAYE NI NINI MUNGU AMKOMBOE.**

Lakini kama hivyo sivyo kwako, basi uanze na (2) **CHUO CHA KWANZA**, ndipo kifuatie (3) **CHUO CHA PILI**, na ndipo umalizie na (4) **CHUO CHA TATU.** Na kama hata hivi sivyo ilivyo kwako, basi acha tukuvutie kwa baadhi ya masomo ndani ya MNNNMA tuliyo yatoa kama vitabu huria ifuatavyo (kwa mtiririko wa uchapishaji): -

1. **Milenia ya Kristo**
2. **Historia & Maisha ya Yeshua Kristo**
3. **Jinsi ya Kusali & Kuongea na YAHWEH**
4. **Utatu Mtakatifu**
5. **Mafundisho ya Utajiri**
6. **Mafundisho ya Ndoa**
7. **Ufufuo & Uchukuo**
8. **Ujio wa Pili wa Yeshua Kristo**
9. **Yisrael**
10. **Creation of Man**
11. **The Doctrine of Prosperity**
12. **The Book of Death**
13. **Mafundisho ya Kifo**
14. **The History & Life of Adonai Yeshua**
15. **The Resurrection & The Rapture**

Kitabu hiki MNNNMA kinaleta habari njema kwa kanisa zima linalo zungumza Kiswahili. Kitabu chako hiki kinaifumbua simulizi ya fumbo la nyakati, na pamoja nalo hilo kinategua kile kitendawili cha kale, pale malaika walipo muuliza Mungu:

...Je mtu (anaye kufa) ni nini, ambaye wewe unamjali hivi? Na mwana wa adam, ambaye wewe humtembele? Kwani wewe umemfanya yeye chini kidogo ya elohim (malaika), na {bado} umemzinga na taji la utukufu na heshima. Wewe umemfanya yeye kutawala juu ya kazi za mikono yako; wewe umeweka vyote chini ya miguu yake: ... [Zaburi 8:4-6].

Kama biblia ilivyo, kitabu hiki nacho kimeandikwa ili kisomwe mbele za watu. Katika miaka 15 na miezi 6 tuliyo kuwa katika uandishi wa kitabu chako hiki (MNNNMA), sisi kwa binafsi yetu tulipokea makuzi makubwa sana. Tunaamini: kipindi chote hiki tulicho chukua, ni kwa ajili ya sisi kuinuka katika uelewa uhitajikao kupokea kitabu kile kilichopo katika masijala za Mbinguni, hata kiwe pacha na hiki kilichopo mkononi mwako leo hii.

Utangulizi

Watangulizi wetu wameshafanya kazi itakiwayo, kwamba sasa majani ni makavu, na kinacho hitajika ni kiberiti tu. Hiki kitabu cha MNNNMA ndicho kiberiti kwa ajili ya mapinduzi ya upendo, na uamsho mkuu ujao.

Hivyo kwako wewe usiye mtu kati ya watu, YAHWEH ameiinua sauti yako isikike ndani ya Kanisa lake duniani. Tazama, mboni ya jicho lake amegeuka kukutizama akishang'aa, ni nini hicho Elohim wake afanyacho nyumbani mwako.

Ndani humu utakutana na tafsiri fasaha za maandiko matakatifu tulizo zifanya. Tulikuwa hatuna budi, bali kufanya uchokozi huo wa hadharani kudhihirisha changamoto tulizoziona. Tunajua vema, hili limetonesha lile hitaji nyeti la sisi kuwa na tafsiri ya Kiswahili fasaha kitumikacho leo hii katika nyanja zote za maisha.

Kuelewa hili, tafadhali tazama mfano kwa mstari Askofu Alpha Mohamed wa kanisa Anglikana (zamani hizo wa Dayosisi ya Mlima Kilimanjaro), alio utoa kwa familia ya mmoja wetu, alipo watembelea katika udogo wake: -

Na	TAFSIRI	YEREMIAH 33:3
1	Bible Society – Tanzania na Kenya	*Niite, nami nitakuitikia, nami nitakuonyesha mambo makubwa, magumu usiyo yajua.*
2	Jewish Publication Society 1917 OT	*Niite, na Mimi nitakujibu, na nitakueleza mambo makubwa, na yaliyo fichwa, ambayo wewe huyajui.*
3	King James Version # 2	*Niite, na Mimi nitakujibu, na nitakuonyesha mambo makubwa na makuu, ambayo wewe huyajui.*
4	The Amplified Bible	*Niite na Mimi nitakujibu na kukuonyesha wewe mambo makubwa na makuu, yaliyo ndani ya wigo na yamefichwa, ambayo wewe hujui (hutofautishi na kutambua, kuwa na maarifa nayo na uelewa).*

HILI ANDIKO (NA HUSUSANI kwa mapanuzi yake yote tokea tafsiri ya Amplified Bible juu), kwake lilikamilika ndani ya MNNNMA. Hili andiko siku ile lilipo somwa kwa tafsiri ya kwanza, na kutaja '*mambo makubwa, magumu usiyo yajua*' lilitisha sana. Lakini ni mpaka nyakati za kazi ya MNNNMA, ndipo alipo gundua nini haswa lilikuwa likifanyia unabii maishani mwake.

Mpendwa, maandiko matakatifu siyo jiwe lilokufa, kwani yako hai kama jamii yenyewe. Tokea humu utasikia yakinguruma tena kudai vazi jipya, ili kuzigusa tena nyoyo za walio wake. Neno ni lile lile, ila lugha imekuwa na kusonga mbele zaidi. Kila kizazi huifunua historia yake, hisia zao, utamaduni wao, kwa maana nzito zibebwazo ndani ya maneno watumiayo kila siku kuwasiliana.

Umakini wetu kwalo hili ni wa kugusa kitakatifu, hivyo juhudi za dhati zilitumika kurejelea asili ya andiko kwa Kiebrania, kukimbia itikadi na falsafa za watu. Pia tulifanya urejesho wa majina asili ya wahusika. Katika kufanya haya, tulitumia lugha kwa sarufi fasaha kufanyia tafsiri.

Kupitia unyambulisho tumebebesha nafsi halisi ihusikayo, wakati, na kwake nani hilo lasemwa. Tumetambua kijadiliwacho (contextual meaning) katika kuzingatia kwa makini maana halisi ya neno, na hivyo ujumlisho wa maneno yote yatumikayo katika mstari (sentensi) kuleta maana kamilifu ya andiko.

Mpendwa, kitabu hiki kimeandikwa kiwe msingi wa theolojia wa kanisa linalo zungumza Kiswahili, kwani chafaa kwa marejeo (referencing), na machambuzi ya kitaaluma, ili sote tuwe na maarifa na hekima. Kitabu chako hiki hakifungamani na dhehebu lolote lile, au kuafiki uwepo wa njia nyingine ya kumfikia Mungu YAHWEH, zaidi ya Mwana wa Mungu Adonai Yeshua Kristo pekee.

Katika mila na desturi za Kiebrania, majina ya watu au mahali hubeba wasifu wa huyo au hapo. Hivyo jina lako hubeba asili yako (roots), tabia zako (prophetic behaviours), desturi zako (tribal, nation affiliation), visifa vyako (attributes), wasifu wako (personality) na hata imani yako (religion). Ni kwa sababu hizi, juhudi za dhati zinafanyika ndani humu kuhakikisha majina asili yote yanarudishwa mahali pake.

Katika kufanya hivi, tutajitenga pia na wasifu za wahusika wa biblia tokea simulizi nyingine zisizo za imani hii ndani ya lugha ya Kiswahili. Hili ni jambo muhimu sana kwetu katika kuchunga usafi wa wasifu zao kwa kadri ya biblia na siyo vinginevyo.

Sisi hujiuliza sana hili, hivi ipo shida gani kwa kanisa unaye zungumza Kiswahili kusali kwake katika jina ambalo yeye mwenyewe, alimsikia mama yake mzazi akimwitia hilo? Kwa lafudhi ya sauti ileile malaika aliyo agiza hivyo ndivyo wamwite? Jina ambalo hata Baba humwita leo akisubiria lile jipya!

Ujadilifu huu hatari haumaanishi kwamba nguvu iko katika jina gani, la hasha! Wewe mwite lolote; Yeshua, Yesu, Yehoshua, Jesus, au Yesus, Mungu anaijua dhamira yako nani huyo imwitaye. Maana ya jina Yeshua (Yehoshua) la Kiebrania ni 'Mkombozi.'

Tokea kina cha uelewa huu, ni ushawishi wetu kwako mpendwa kuwa, Mosheh (Moses) siyo Musa, Shelomoh (Solomon) siyo Selemani, Yosef (Joseph) siyo Yusuf, Yahkob (Jacob) siyo Yakubu, Yitzhak (Isack) siyo Isaka, David (David) siyo Daudi, Iyob (Job) siyo Ayubu, Noakh (Noah) siyo Nuhu, Yeshua (Yesu) siyo Issa, na mengi mengine. Uwepo wa simulizi mbili tofauti juu ya jina moja kwenye mihadhara mitaani, huchanganya waumini.

Shuruti tuwafunze watoto wetu tokea udogo wao kabisa kwamba: **Mungu wa Abraham, Yitzhak na Yahkob, ndiye Baba wa Yeshua Kristo. Hivyo Yeshua Kristo ni Mwana wa Mungu aitwaye YAHWEH. Yeshua Kristo pia yeye ni nafsi Mwana katika Mungu huyo YAHWEH.**

Na tokea yeye huyu Mungu mmoja, ziko nafsi (devines not persons) **tatu maarufu kwetu; Mungu Baba** (akiwa kichwa kati yao), **Mungu Mwana** (Adonai Yeshua Kristo)**, na Mungu Ruak HaKodeshi** (Roho Mtakatifu). **Mungu Mwana, yaani Adonai Yeshua Kristo, ndiye aliye kuja duniani katika mwili, na kufa mauti ya aibu ya msalaba kwa ajili ya ukombozi wetu.**

Tazama mpendwa, tukisha maliza kulumbana, kuchekana, na kukashifiana; bado suala hubaki lilelile moja tu: Je nikifa leo, mimi nitakuwa mgeni wa nani huko niendako? Na kikubwa zaidi hapa; ni hakika ya jibu lako hilo kuwa ndiyo sahihi, na siyo ulaghai wa ibilisi satani. Tafakari ...

Tokea upendo wetu sote kwa Adonai wetu Yeshua Kristo; hapa linatolewa ombi rasmi kwa pamoja kutumia michoro, picha, majedwali, takwimu, ramani, na vyote vingine vitakavyo tumika tokea vyanzo mbalimbali duniani. Hivi vyote vimesaidia kuifikisha kweli yake kwetu sisi tulio wa mwisho kati ya kaka na dada zetu.

Hivyo basi: **Katika jina la Adonai wetu Yeshua Kristo, tunakuomba Baba Mungu, ukawajali hawa wote, na kuwajulia hali zao, kwa kadri ya kazi zao kwake Mwanao Yeshua Kristo**. Na kila asomaye hapa aseme; Amin!

Mpendwa, vidole vyako vitaendelea kufungua kurasa za kitabu ambacho sicho cha kizazi hiki, bali cha kile kijacho. Kila ufunguapo ndivyo ulavyo akili, nia, na hisia za Elohim wako. Kama waridi lijifunguavyo alfajiri na mapema, ndivyo kweli na utukufu utakavyo mwagwa na Ruak HaKodeshi ndani mwako (kadri ulavyo). Hata sasa Ruak HaKodeshi anao moto uwakao ndani yako pasipo uteketezi.

Mungu Baba, katika jina la Adonai Yeshua Kristo, nakuomba, hekima, maarifa, uelewa, na imani tokea haya uliyo yafikisha leo mbele za macho yangu mimi kusoma. Naomba unifungue macho yangu ya kiroho nione, na masikio yangu ya kiroho nisikie, na niamini kweli yako. Amin

7.12 Mafundisho ya Kifo

Kwa kila [kitu yako] majira yake, na wakati kwa kila lengo ••• *{dhumuni} chini ya mbingu: Wakati wa kuzaliwa, na wakati wa kufa; wakati wa kupanda, na wakati wa kung'oa [kile ambacho] kilipandwa;* ... [Mhubiri 3:1-2].

Imetuchukua kitambo na safari ndefu ya ushindi mkubwa kufika hapa, palipo tamati ya maisha yako duniani. Hivyo sasa wakati umewadia wa sisi na wewe kuvuka hadi ng'ambo ya pili kama isomekavyo kwa Iyob 14:5 ... *Tizama siku zake zimeshaamuliwa, idadi ya miezi yake iko naye, wewe umeweka mipaka yake ambayo yeye hawezi ivuka;* ... Wasomi makini huita kitabu hiki cha Iyob Kitabu cha Kifo (Iyob 7:1).

Hii dhana ya kila mtu aliye na mwili (tokea uasi wa Adam) shuruti siku moja afe, ni bayana katika agano la awali kama ilivyo vuka hata katika agano jipya la mwisho. Tazama Zaburi 79:11, Waebrania 9:27, na I Wakorintho 4:9 ... *Acha kilio {cha kulalalama} cha wafungwa kije mbele zako; kwa kadri ya ukuu wa mkono wako ulio nyooshwa {mkono wenye nguvu} wahifadhi wana wa kifo;* ... *Na kama ilivyo kwisha pangwa kwa watu kufa mara moja {kifo kiwe kimoja}, lakini baada ya hicho hukumu:* ... *Kwani mimi nafikiri Elohim ametuonyesha sisi mitume wa mwisho*[1]*, kama tulio pangiwa kifo: kwani sisi tumefanywa* *onyesho*[2] *{sinema} kwa ulimwengu, na kwa malaika, na kwa watu. ...*

Dhana ya kwamba kifo siyo mwisho wa yote, na kwamba hukuvusha hata ng'ambo ya pili, ni ya kale kadri mtu alivyo kuwepo duniani. Iko mifano miwili maarufu katika agano la awali, na lukuki katika agano jipya la mwisho, ambayo kwayo kauli yetu huthibitika. Hivyo ziko pande mbili, yako maisha haya ya kimwili hapa duniani ambayo awali tuliyaita hija, na kipo kifo ambacho ni njia tu ya kurudia maisha yale ya kiroho yaliyo halisia na ya milele.

Katika kuvuka huku kupitia kifo hadi ng'ambo ya pili, siyo wote warithio maisha ya milele, bali watakatifu (saints), wenye haki (righteous), wana wa Mungu pekee. Sisi pekee tulio amini katika neema na injili aliyo ileta Mwana wa Mungu Adonai Yeshua Kristo. Ndiyo hawa pekee tutakao urithi Ufalme wa Mungu.

Wale wote wasio amini katika huyu, na katika kweli hii, hao tayari wamesha hukumiwa mateso ya moto wa milele gehena (jehanamu). Watateseka hawa kulipia fidia uovu wao mpaka uteketezi (perish) wao wa milele.

Ushahidi wa kweli hii ni matamshi yake mwenyewe Adonai Yeshua Kristo kwa Yokhana 3:16 ... *Kwa jinsi hii Mungu aliupenda ulimwengu, hata akamtoa Mwana wake wa kiume wa pekee, ili kila amuaminiye asipotee*[3]*, bali awe na uzima wa milele. ...* Amin

Wakati wenye dhambi (walio mkataa Yeshua Kristo) wakiteketea gehena, sisi watakatifu, wenye haki, watoto wake, tutapokewa katika maisha ya milele ndani ya Yerushalem Mpya. Kila mmoja wetu atakuwa na daraja (ranks) tofauti ndani ya uzima wa milele, kutegemeana na jinsi ulivyo ishi hapa duniani.

Kwa imani katika neema ya Kristo (injili) sote tu warithi wa ufalme wa Mungu (Titus 3:7, Wagalatia 2:16), lakini ni kwa utii wa maelekezo yake (toraha), aidha tokea Roho wake au maandiko matakatifu (tanakh na injili), wewe hupokea mataji ya maisha yaliyo madaraja ya milele (Yeshayah 56:3,7-8, I Wakorintho 9:25, Yahkob 1:12, I Petros 5:4, Ufunuo 3:11, 19:12). Tafakari

Katika agano la awali iko hii dhana ya 'kukusanywa kwa watu wake.' Imetapakaa hii katika maandiko mengi kama Mwanzo 25:8,17, 35:29, 49:29, Hesabu 20:26, 27:13 na mengi mengine. Katika maandiko haya, utaona neno 'kukata roho' (gave up the ghost) likitangulia neno kuzikwa (buried).

Hivyo ni pale roho inapo utoka mwili, ndiyo mtu huwa amekufa hata azikwe. Kwa jinsi hii ni roho yako pekee (wewe mtu wa ndani), ivukayo hadi ng'ambo ya pili hata ukusanywe kwa walio wako, wakati mwili unabaki umezikwa hapa duniani.

Hakikisho la haya ni Mwanzo 35:29 ... *Na Yitzhak alikata roho, na alifariki, na alikusanywa kwa watu wake, mzee na mwingi wa siku: na watoto wake wa kiume Yahkob na Esaw walimzika. ...*

Kwa andiko la Torati 32:50, tunatambua hayapo mahusiano kamwe kati ya kukusanywa kwa ndugu zako, na pale uzikwapo, haya ni maeneo mawili tofauti kabisa. Watangulizi wetu walijua tofauti ya pale uendako mwili (Iyob 30:23), na pale iendako roho.

Leo hii twajua vema kuwa; kabla ya ukombozi wa Kristo Yeshua, ni mwili ulio bakia kaburini ukisubiria ufufuo wake, wakati roho zao hutangulia kuzimu (hades). Leo hii wewe Mkristo roho na nafsi yako vinapo utoka mwili wako (kifo), huchukuliwa hadi 'juu' Mbinguni.

Hivyo pale yeye Yeshua alipo, hapo ndipo nawe pia uwepo (Yokhana 12:26, 14:3, 17:24), kwani kutokuwepo katika mwili, ndiko kuwa na Kristo (II Wakorintho 5:8). Wale wote wasio amini katika ukombozi wa neema kupitia Adonai Yeshua Kristo, bado hao huelekea 'chini' kuzimu kusubiria hukumu ya wenye dhambi siku ya kiyama.

Kwisha kufanya utangulizi kwa madokezo hayo, sasa ni vema tutekeleze kilicho tufikisha hapa leo. Kukataa uelewa wa kifo kwa walio hai, hulifanya jambo hili kuwa tatanishi kwao, lakini kwa walioisha kufa, ni ukweli usio pingika.

Imetuwia vema kuligawanya hili somo katika sehemu 4 maalumu, hata iwezekane kuzifikia takribani siri zote zinazo husiana na kifo, kwa namna hii: -

1. Tafsiri

i. Kifo na Kuzimu,
ii. Mbinguni.

1. Kanuni za Kifo

i. Dhana ya toharani,
ii. Dhana ya kutokuwepo maisha baada ya kifo,
iii. Dhana ya siku za kuishi zimepangwa,
iv. Dhana ya nani anayo mamlaka juu ya kifo,
v. Dhana ya kifo kuwa roho na siyo jambo au tendo,
vi. Dhana ya mauti na gehena kuwa nje ya YHWH,

vii. Dhana nyingine ndogo ndogo kuhusu kifo.

1. Uchaguzi na Kuishi Umri Ulio Uchagua

i. Uchaguzi wa umri,
ii. Jinsi ya kuishi: roho-nafsi,
iii. Jinsi ya kuishi: mwili (chakula & afya).

1. Maisha baada ya Kifo

i. Mbinguni,
ii. Gehena.

Tafsiri

Lengo la tafsiri hapa ni kutaja maana ya neno kama linavyo tumika humu, na katika maandiko. Pia tutakuonyesha undani wake kihistoria katika ufupisho ambao utakuletea uelewa wa kudumu, kila pale neno hilo litumikapo humu. Mara nyingi sisi hufanya hivi kitabuni mwako humu, ili kuweka ubao wa kulengea shabaha.

Kifo na Kuzimu

HIVI KIFO NI JAMBO, au tendo, au roho hai aishiye kutimiza wajibu wake wa kuitoa roho na nafsi yako toka katika mwili, hata mtu utangazwe umekufa? Ili wewe utambue katika ufasaha unao kustahili kwayo haya yote, ni vema tuitoke hii Dunia, na tuutoke wakati na kuingia milele kwa hadubini (microscope) ya uchunguzi kuona asili yake kifo, wapi kilitoka, vipi kilikuja duniani, na mengi mengine.

Kwa kufanya hivi siyo kwamba utaelimika, bali utamjua hata kifo vema. Tulitaja Hediz (hades) awali kuwa ni pale alipo kifo, na kwamba huyo ni roho mahali aliye huru kabisa na kifo, ijapo kuwa hawa wawili ufuatana kila waendapo. Hivyo Kifo ni roho-tendo atendaye 'kukata roho' kwako, wakati Hedizi ni roho-mahali hapo roho hizo zote zilizo itoka miili, zilipo kuwa zikikusanywa kabla ya ukombozi wa Adonai Yeshua Kristo.

Sasa ukiwa waelewa upacha huu wa kifo na hediz, tafadhali soma nasi Ufunuo 20:13-14 .... *Na bahari iliwaachia juu wafu wake ambao walikuwa ndani mwake; na kifo na sheoli {kuzimu, hediz} waliwaleta juu wafu ambao walikuwa ndani mwao: na hao walihukumiwa kila mtu kwa kadri ya matendo yake. Na kifo na sheoli walitupwa katika ziwa la moto {gehena}. Hiki ndicho kifo cha pili. ...*

Katika Ufunuo 6:8 itathibitishwa kwako mpendwa kuwa, hawa kifo na sheoli (hediz, kuzimu) ni roho, na kwa uumbaji uwepo wao ni wa kufuatana kila waendapo, kwani wao ni pacha. Hediz humfuata kifo sababu toka kwake hupata wapangaji (tenants) wake.

Tokea vyanzo vya kimaandiko tunajua ulikuwepo uasi wa malaika mbinguni katika milele. Ni tokea uasi huo ndiyo Dunia ilikutwa vile ilivyo kutwa kwa Mwanzo 1:2. Pia tokea vyanzo hivi vya maandiko tunajua vema kuwa, ni tokea uasi huu ndiyo kuzimu na gehena kuliandaliwa. Hivyo kuzimu kukawa gereza la waasi hao chini ndani ya kina cha Dunia, na gehena mahali pa uteketezi wao milele pale hukumu itakapo fanyika juu yao.

Kwa jinsi hii asili ya kifo na kuzimu ni dhambi ya uasi wa malaika na siyo mtu. Hivyo pale mtu alipoasi naye, aliunganishwa katika kifo na kuzimu hawa waliofanywa tokea milele dhidi ya dhambi. Ni ibilisi satani lucifer aliye mhadaa mtu hata afanye uasi, na hivyo kufungulia mlango dhambi, ambayo ilikuja ikiongozana na kifo na kuzimu. Kwa jinsi hizi kuzimu iko duniani, na gehena kama siyo nje ya ulimwengu, basi ulimwenguni.

Ushahidi wake hili kwa kiasi wapatikana katika II Petros 3:5-6 ... *Kwani katika hili wao ni wajinga wa kujitakia {kwa uchaguzi wao}, kwamba kwa neno la Elohim mbingu zilikuwa ni za tangu kale, na Dunia ilichomoza toka majini na kuwepo majini: Tokea haya ulimwengu ule ambao wakati huo ulikuwepo, ukiwa umefurikwa na maji, uliangamia. ...*

Hapa Petros hazungumzi gharika kuu ya Noakh ambayo ilikuwa ni ya ndani ya Dunia pekee (Mwanzo 8:13), kwani hii hapa ni ya ulimwengu. Ni maji haya yaliyo gawanyika sehemu 3 katika uumbaji wetu wa pili (uko wa tatu wa mwisho unakuja mwishoni mwa wakati), hata wakati wa gharika ya Noakh tuone maji toka juu, chini, na haya ya juu ya uso wa Dunia. Pia tunajua roho (malaika) hawateketei kwa maji kama wenye miili (watu).

Kwa uchokozi wetu kifikra (hata mtume Shauli alifanya hivi kwa I Wakorintho 4:9), kuwa kisha uasi wake lucifer na genge lake la malaika waasi walio theluthi moja (⅓) ya malaika wote, walitupwa duniani. Mpendwa kwa maandiko kadhaa tunajua Dunia hiyo ya awali ilikuwa yapendeza na kuvutia toka utajiri wake wa vito vya thamani, na vyote vingine (Yehezkel 28:13). Kutupwa kwao huko haikuwa adhabu, bali uondoleo wa awali toka ukamilifu wa Mbinguni hadi uharibifu wa duniani (Mwanzo 1:2).

Makazi yao hawa toka Mbinguni yalilengwa kuwa Kuzimu, kwani wakiwa roho walisha jihukumu kifo kwa uasi wao, hivyo humo walisubiria utamko wa hukumu hiyo siku ya kiyama. Kutupwa kwao hata duniani na kwenye mbingu ni kwa ajili ya mpango wa ukombozi ulio uandaaji wa familia ya Mungu, na wao wakiwa sehemu ya chujio la chekecheke kuwatambua hao.

Biblia hutumia majina 4 tofauti kufunza yahusiyo kuzimu, na gehena ndiyo pia ziwa la moto katika Ufunuo 19:20, 20:10,14-15: -

1. Sheoli (Kiebrania - sheol),
2. Hediz (Kigiriki – hades),
3. Tataroo (Kigiriki – tartaroo),
4. Abisi (Kigiriki – abyss) – shimo lisilo mwisho (bottomless pit)

Neno sheoli limetumika katika biblia takribani mara 65, na katika hizo mara 31 limetafsiriwa kuzimu (hell), na mara 31 pia limetafsiriwa kaburi (the grave), na mara tatu 3 shimo lisilo mwisho (the pit - bottomless). Tazama Zaburi 86:13 ambako hili neno lilitumika kumaanisha kuzimu yako maeneo kadhaa.

Neno Hediz limetumika mara 11 na katika hizo mara 5 lilitafsiriwa kuzimu (hell), na kaburi (grave) mara moja. Katika agano jipya neno tataroo limaanishalo pia kuzimu (hell) limetumika mara moja, na neno gehena mara 12.

Katika ujumla wao maneno haya, humaanisha ulimwengu wa roho zilizo ondoka na hazionekani. Hediz ni roho mfalme wa chini ya Dunia. Neno hili hutafsiriwa kuzimu (hell) kwa ufinyu wa lugha zote mbili za Kiingereza na Kiswahili. Neno tataroo ndilo lilotumika katika II Petros 2:4 na kutafsiriwa kuzimu (hell). Yako madaraja kuzimu, na hili ndilo la chini. Huku ndiko waliko fungwa malaika wale walio acha mahali pao (Mwanzo 6:1-6) walikofungwa kwa minyororo ya milele ya kiza (Yudas 1:6). Hapa pia ni sehemu ileile ya yule roho-mahali.

Hekaya za kale za Kigiriki husema kwamba, eneo hili huchungwa kwa malango na shimo kubwa ligawanyalo. Minyororo ya giza hutumika kuwafunga wapangaji wake (washabiki wa sinema za kishirikina za Harry Potter, huweza elewa kwa urahisi zaidi dhana hii ya vipi minyororo ya giza huweza funga) pasipo uwezo wa kutoroka.

Abusi ndipo hutafsiriwa kama shimo lisilo mwisho (bottomless pit) katika Ufunuo 9:1-2,11, 11:7, 17:8, na 20:13. Katika Luka 8:31 ndipo palipoitwa kina (deep). Hapa pia ndipo malaika walio anguka toka Mbinguni walifungwa katika minyororo ya kiza. Kwa mapokeo ya Kiebrania, hapa pako chini ya bahari (tehom) kama katika Iyob 28:14, Zaburi 71:20, na Ufunuo 11:7, 17:8.

Maneno shimo (pit), kina (deep), na chemba (chamber) huoanishwa na bahari. Huku ndiko kuliko amuriwa pamoja na Hediz kutoa wafu wake pia. Kama kuzimu kulivyo chini na ndani ya Dunia, ndivyo basi kulivyo aidha chini ya nchi (landmass) au chini ya bahari (water bodies).

Gehena ni neno lilotumika katika agano jipya (liliandikwa Kigiriki) kumaanisha shimo la moto wa milele mfano: Matityahu 26:14-15, Matendo 1:18-19, Yeshayah 30:33, na Yirmeyah 7:31. Asili ya jina gehena ni jina Gehinom (j/ gehanam), ambalo lilimaanisha bonde la wana wa Hinom (alikuwa Myebusi).

Hili bonde lilikuwa upande wa kusini-mashariki mwa Yerushalem, ambako Wayisrael wa kale waliwatoa watoto wao kafara ya kuchomwa moto kwa mungu sanamu molek (moloch). Hili bonde lilikuwa pia jalala kuu la taka zote za mji, mahali ambako moto huwaka wakati wote. Hivyo pakaonekana kama ziwa la moto (II Wafalme 23:10, Yirmeyah 7:31), mahali pa mateso (tokea vilio vya watoto juu ya altare ya molek, iliyo ya vifo vyao kwa kuchomwa moto).

Sanamu hii ya mungu wa uongo molek ilikuwa na uwazi tumboni na moto chini yake. Ni kwayo sanamu hii Yisrael walichukuwa watoto wao na kuwatupa motoni kupitia uwazi wa tumbo lake huyo, na kufa kwa kuchomwa moto. Ni kwa sababu hii ziwa la moto husemwa liko katika tumbo la dunia. Dhambi hii ya kale ndipo pepo wachafu wa utoaji mimba leo wapatapo asili yao. Fanya uchunguzi wa hii desturi na shang'aa mlinganisho wake na jinsi mtoto atolewavyo toka tumbo la mama yake (womb) kupitia chini kulivyo, na utupo wa gehena.

Sasa basi, kama tulivyo isha tafsiri awali, kifo ni matokeo ya roho na nafsi kuutoka mwili wako. Na kwa ufupisho mkuu; asili ya kifo ni uasi wamalaika, hata roho kifo na kuzimu, na gehena ikabidi YHWH awafanye kuwepo. Lakini asili hii hubakia hivyo katika daimesheni ya kiroho, hivyo kwa ulaghai ilibidi ibilisi satani lucifer awaingize hao roho za vifo katika daimesheni hii ya kimwili kupitia uasi wa adam pia.

Ilirekodiwa hivi kwa Mwanzo 2:17, 3:4, 5:5 ... *lakini toka mti wa maarifa ya wema na uovu, shuruti wewe usile toka huo: sababu katika siku ambayo wewe utakula tokea huo hakika wewe kufa shuruti ufe. ... Na nyoka alisema kwa mwanamke, nyie kufa hakika hamtakufa: ... Na siku zote ambazo Adam aliishi zilikuwa miaka mia tisa na thelathini: na yeye alifariki. ...*

Hivyo kwa uasi dhambi iliingia duniani, na toka hiyo kifo kwao wote na vyote vyenye miili. Kila aliye fariki kabla ya ukombozi wa Yeshua Kristo, alikusanywa kuzimu kusubiria ahadi ya Mkombozi. Maandiko kwa I Petros 4:6 yakiri injili ya ukombozi kwa neema ilihubiriwa kuzimu, kwa wao pia kufanya uamuzi.

Ni hawa walio amini walio twaliwa mpaka Paradiso kusubiria ufufuo wa miili yao ya utukufu. Na kama yuko aliye kataa injili ya ukombozi, na Mkombozi Yeshua; hao waliachwa kuzimu kusubiria hukumu ya kiyama watupwe gehena.

Hata leo anaye fariki pasipo kumpokea Yeshua, na kuiaminii injili yake, wewe utakusanywa kuzimu kusubiria hukumu ya wenye dhambi siku ya kiyama cha wafu. Wewe utahukumiwa kwa kadri ya matendo yako, na kwa sababu biblia yasema hakuna atakaye halalishwa na matendo yake, basi wewe ni mhanga wa gehena milele (Matendo 13:39, Warumi 3:20-24, Wagalatia 2:16, Titus 3:7). Hii ni kweli!

Usomi makini wa maandiko utadhihirisha kwako mpendwa kuwa, vipo vifo vya aina mbili tu. Yako mauti ya kwanza kuingia Mbinguni au kuzimu, na mauti ya pili yaliyo moto wa gehena. Humo ndimo yamo malipizi ya uovu wako, na kisha mara kuteketea usiwepo tena milele (Yokhana 3:16-18).

Hediz roho-mahali naye aligawanyika sehemu 3 kabla ya ukombozi wa mtu; gema la juu walipo kuwa Abraham na wateule wote wengine wa YAHWEH, na gema la chini walipo kuwa wadhambi mafidhuli (Luka 16:23-26). Katika vyumba maalumu huko chini kabisa (tartaroo), ndimo walipo fungwa kwa minyororo ya giza wale malaika walioacha sehemu zao kwenda kuingiliana na binti za watu (Yudas 1:6). Kwisha tu ukamiliko wa ukombozi wa mtu, sehemu hizi ndani ya hediz alizifanya moja (tunasema haya kimapokezi, kwani haipo hakika kwetu kuhusu uwepo wa sehemu hizi tatu).

Mbinguni

KATIKA KUJIFUNZA HAYO ya kiza, roho yako ilisononeka na kunywea, hivyo acha sasa tuhamie ya nuruni na nafsi yako ifunguke kwa furaha. Wakati kizani minyororo ya kiza hukufunga, humu Mbinguni nuru itokayo kwake hukukumbatia kukuweka huru na rahani milele.

Kijiographia Mbinguni ni sayari au nyota, au daimesheni (dimension) nyingine iliyo juu au iliyo changanyika na hii yetu. Ndani yake humo, ndipo kiti chake cha enzi kilipo, katika upande wa kaskazini ulio juu zaidi.

Kwa uelewa wa karne ya kwanza ya ujio wa Yeshua Kristo, ilifikirika mbingu zimegawanyika katika maeneo matatu. Mbingu ya kwanza ndiyo hii tuionayo ukitoka nje juu angani (atmosphere – mduara wa gesi unao izunguka Dunia). Hivyo mbingu ya pili ikawa ni eneo nje ya sayari Dunia (space/ cosmos/ universe) mpaka kufikia Mbinguni. Na mbingu (heavens) ya tatu ndiyo Mbinguni (Heaven), hapo tulipo fanyia tafsiri mara.

Msikie shahidi wetu kwa II Wakorintho 12:2 ... *Mimi nilikuwa namjua mtu katika Kristo zaidi ya miaka kumi na minne {14} iliyopita, (aidha ni katika mwili, mimi siwezi jua; au ni nje ya mwili, mimi siwezi jua: Elohim anajua;) huyo alitwaliwa {chukuliwa} juu mpaka mbingu ya tatu {3}. ...*

Kuhusu uwepo wa hizi mbingu tatu; tunaona hata Waebrania 4:14 ikimwonyesha Yeshua Mashiah kama Kuhani Mkuu wa milele, aliyepaa Mbinguni na kuvuka hata kufika mbingu hii ya 3. Na kwamba hapo ndipo hekalu la Mbinguni lilipo, na Baba Mungu akaliapo kiti cha enzi.

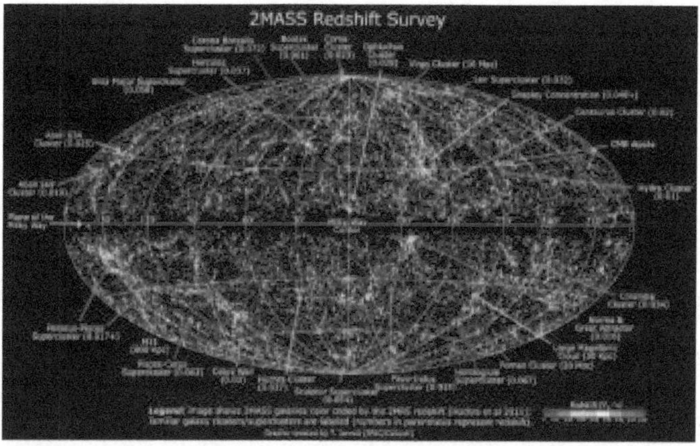

KWA UELEWA WA ELIMU ya jiographia na unajimu, kimsingi tunaweza eleza hivi; ulimwengu (universe) umegawanyika katika galaksi (galaxy) zaidi ya bilioni 200 ya zile ambazo kwa teknolojia ya leo twaweza kuziona (Hubble Space telescope & James Web Telescope). Sisi tupo katika galaksi ionekanayo kama iliyo jizungusha (spiral), ijulinakayo kama 'ukanda wa mawingu' (milky[4] way).

Katika ujumlisho wa galaksi zote zingine ulimwenguni, inakadiriwa kuwepo mifumo ya nyota kama ya hili jua letu (solar system), ipatayo bilioni 300. Hivyo kama asilimia 10% ya huu mfumo wetu wa nyota jua (solar system) una sayari (planets), hivyo yakisiwa uwepo wa sayari takribani bilioni 30 katika hii galaksi yetu pekee. Sasa tafakari ulimwengu alio umba kwa ajili ya watoto wake ni mkubwa kiasi gani.

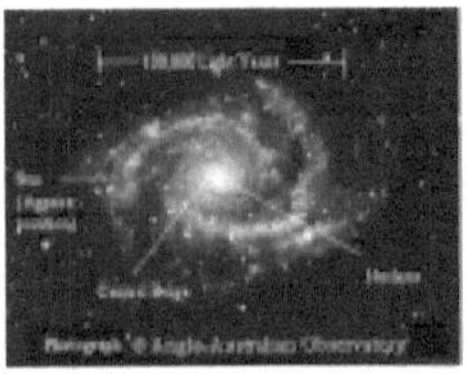

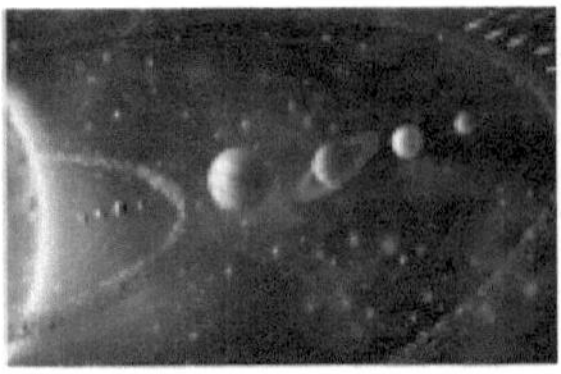

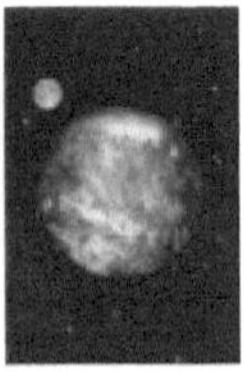

UMBALI WA KUSAFIRI ndani ya hii galaksi yetu toka mwanzo mpaka mwisho, yakisiwa kuwa ni sawa na miaka 100,000 ya kasi ya nuru (light years). Na safari ya kasi ya nuru kuifikia galaksi iliyo jirani na hii yetu ya Andromeda, yakisiwa kuwa miaka ya kasi ya nuru 2.5milioni. Na itachukuwa miaka milioni 230 katika kasi ya nuru kwa mfumo wetu wa jua (solar system) kuzunguka galaksi hii yetu (milky way). Na kingine cha kushangaza ni kwamba, ndani ya galaksi yetu hii, mifumo yote ya nyota hulizunguka (orbit) shimo la kiza (black hole) kati, ambalo ukubwa wake ni takribani mara milioni 4 ya jua letu hili.

Ukiwa sasa unatambua haya kwa uhalisia wa tunacho zungumza, ni vema kwako mpendwa ukatambua kuwa, kaskazini na juu ya ulimwengu ndiko sayari, au nyota, au galaksi, au daimeseheni tunayo iita Mbinguni ilipo kiroho. Kama vile kuzimu kulivyo kwa kiroho na hivyo kutoonekana, ndivyo navyo Mbinguni kulivyo. Inafunzwa kwa umakini sana kuwa, kila kilicho chini ya wakati, kina mwanzo na mwisho, hivyo chenye mwili kinao mwanzo, na upo ukomo wake.

Hivyo kwavyo hivi vya chini ya wakati, kwisha muda kupitia wakati hula kwa kutu, au mmomonyoko, au uzee, kwa uchakavu hata kupukutisha na kurudia udongoni. Viasili vifanyavyo udongo ndivyo viasilia vya wenye miili kama ilivyo kwa mimea na ulimwengu wote. Ni kwa sababu hii mtu shuruti upokee mwili mpya wa utukufu, ili uweze mudu yote mawili, yale ya kiroho ya milele, na haya ya wakatini katika mwili wa utukufu.

Kama ulivyo ulimwengu wote, ndivyo basi galaksi zake na mifumo yote ndani ya hizi galaksi, na hivyo sayari zake zote, huelea hewani (space) pasipo ushikizo wowote, bali nguvu mvutano ya asili (gravity). Maandiko huita tendo hili kuning'iniza hewani nyota na sayari zake. Sisi tunafikiri galaksi yetu iko kati ya ulimwengu, na mfumo wa jua letu ndiyo ulio kati yazo, na Dunia kati ya mfumo wetu jua. Hivyo kupelekea kuzimu kama tumbo la mtu nako kuwa kati ya ulimwengu, na hivyo chini ya Mbinguni, kuliko juu kaskazini ya ulimwengu wote.

Kwa mafunuo toka maandiko twajua Mbinguni ndiko mbingu ya 3 iliyo juu kuliko mbingu zote. Na huko ndiko kiti cha enzi, hekalu la YAHWEH, na alipo chagua uonekano wake kuwepo pamoja na Mwana wake Adonai Yeshua Kristo.

Na pamoja naye humo ni viumbe alio waumba kwa ajili yake, makerubi, malaika watakatifu wa madaraja na nafasi tofauti, na wote walio tutangulia katika pendo lake. Ruak HaKodeshi tuko naye huku chini duniani pamoja na Kanisa lake kumaliza kazi, kabla ya kurudi nyumbani mara kitambo kidogo kikipita.

Huku ni sawa na kusema, sisi duniani tuko kati ya kaskazini na kusini mwa ulimwengu. Kwamba kaskazini ndiko juu na ndiko yaliko makazi ya YAHWEH (Iyob 26:7, Yeshayah 14:13). Hii ndiyo mbingu ya tatu, iliyo juu kuliko zote (Mwanzo 14:19,22, Zaburi 47:2, Yeshayah 14:14, Marko 5:7, Matendo 16:17), na ya mwisho juu, kwani hakuna kilichopo juu yake (Yeshayah 44:6-8, 45:5-6,21).

Katika mbingu ya pili ndiyo eneo hili adui ibilisi lucifer pale alipoasi katika milele (kabla ya wakati), alitupiwa humo pamoja na waasi wenzake (Luka 10:18). Na tokea humu katika madaraja yao mbalimbali, huitawala Dunia.

Ni katika uelewa huu ndiyo humu hurejelewa kama walipo wafalme wa angani, mamlaka za adui ibilisi, na watawala wa kiza la hii Dunia katika Waefeso 1:21, 2:2, 6:12, Wakolosai 2:10, na Yudas 1:9. Ni tokea huko sisi huku duniani hupambana nao, kwani wao hufanya kivuli cha falme za watu, ili kututhibiti (Daniel 10:13,21, 12:1).

Ni kwa sababu hizi ndiyo husemwa; kuzimu iko mbingu ya kwanza, kwani ndimo Dunia ilipo. Yapo mabadiliko ambayo shuruti uwe umeshayasikia, kwisha kufa Adonai Yeshua alishuka chini kuyafanya na kwenda juu kumalizia mabadiliko hayo. Ni katika uelewa huu ndiyo mafundisho ya kale yalikuja kuhusu toharani. Kwamba sehemu hizo 2 za watu za kuzimu zilifanywa moja, na paradiso iliunganishwa na Mbinguni (bado hata hili ni mapokezi, ambalo sisi bado kuwa na hakika nalo).

Tunajua kwa maandiko kwamba, kabla ya mabadiliko haya Abraham na watakatifu wengine walikaa sehemu ya gema la juu, ambako kuliitwa paradiso kwa mlinganisho na kile kilichopo Mbinguni. Ni kwa Paradiso ya Mbinguni, ndipo Adonai Yeshua aliko mwambia yule mwivi aliye sulubiwa naye wakutane. Shuruti bado wakumbuka ile simulizi ya kale kwamba, ufiko wake hapa ulimfanya yeye kuwa muumini wa kwanza wa Kristo, aliye fariki katika imani, na kwa neema kupokelewa Mbinguni (bila kupitia kuzimu).

Kimapokezi kati yetu Kanisa hufunzwa kwamba, ni katika siku zile 40 toka ufufuko (Matendo 1:3) ndiyo Adonai Yeshua alishuka kuzimu kuchukua walio amini injili yake, wakati ule alipo wahubiria wafu humu gerezani. Hawa aliwaleta mpaka Mbinguni. Hivyo kwisha kuwaondoa walio hesabiwa haki hawa, alivunja magema ya kuzimu (eneo la watu), na kulifanya eneo moja kubwa sana pasipo upeo. Humu ndimo hata leo wasio amini katika yeye wanapo kufa hukusanywa, wakisubiria hukumu ya wafu.

Mpendwa kuwa makini kuhusu siku hizi 40 tokea kufufuka kwake; kwani kwa siku hizi 40 ndiyo ukombozi wa mtu ulifumbiwa kwa Yisrael walipo ingia pumziko la nchi ya ahadi, itiririkayo maziwa na asali. Siku hizo 40 ndiyo miaka 40 ya kusubiria jangwani, iliyo pia miaka 400 ya utumwa wa Misri.

Hata zile siku zake 40 za majaribu yake jangwani zilikoma, pale alipo kamilisha namba hiyo iashiriayo mahangaiko ya mtu duniani yana mwisho (ukombozi). Hata ugawanyiko wa mada hili ya Mafundisho ya Kifo, ilijitwalia kivuli cha namba hii 4 kuikamilisha.

Hata leo, yashuhudiwa tayari wote watanguliao pendoni mwake, hushukia humu Paradiso, na kuanza safari kukwea mlima wa kusanyiko (Yeshayah 14:13). Hao hupita kiroho pasipo miili katika maandalizi yote yaliyo kwisha kamilika humo, kwa ajili ya mapokezi ya mwili wa Kristo pale urudipo nyumbani mara. Hawa ni watoto wa familia ya Mungu YAHWEH warudio toka vitani (chekecho la uchujo wao). Majumba ya kifahari ya watakatifu, mto wa maji safi, miti ya matunda ya uzima, barabara za dhahabu, na yote mengine, tayari kwa kitambo sasa vyasimama Mbinguni.

Tunajua kwa ushahidi ni maeneo ya kati ya Paradiso na mlima wa Mungu (Yehzekel 28:14,16), humu ndimo Jesse Duplantis[5] hushuhudia kumwona mtume Shauli na wote wengine wakiendelea na kazi ya kufunza watakatifu. Kwa kuwa sisi tunaamini ushahidi wa mwenzetu huyu katika Kristo, huyu aliye shuhudia kumwona mtume Paulos bado akifunza, na hata kuulizwa naye; vipi kuhusu injili yangu?

Shuruti tuweke bayana hata sasa kuwa, dhumuni la kuzimu ya kale na hata kwa eneo lile liloitwa Paradiso (kifuani mwa Abraham), ilikuwa ni katika kusubiria ujio wa Mkombozi na Adonai wa Yisrael. Huyu Mfalme (Mashiah) Yeshua ndiye aliye imaliza kazi, na kamwe siyo kitubio kingine cha dhambi.

Chekecho la nani wake na nani siyo wake liliwekwa duniani; kwani ukisha kufa ni kusubiria zawadi ya ushindi kwa maisha ya milele, au adhabu ya kifo kwa gehena ya milele. Sala hufanya kazi kwa imani humu duniani, kwani Mbinguni au Kuzimu vya kiroho, huonekana na kujulikana pasipo uhitaji wa imani tena.

Hakuna eneo jingine kwa walio kufa zaidi ya haya, na walio kufa hawaitaji lolote au chechote toka kwa tulio hai wala kinyume chake. Maandiko huonyesha wafu walio kuzimu hupokea madhila, maudhi na kero kila siku, wakati wale walio Mbinguni huishi katika pumziko la kusubiria ukamilifu wa nyakati kwa wao kupokea miili mipya ya utukufu. Wale wa kuzimu bado huendelea kubaki humo wakisubiria mwisho wa milenia ya Kristo, ndiyo hukumu ya kiyama cha wafu ifike.

Iyob 14:14 ... *Kama mtu akifa, je ataishi [tena]? Siku zote za matatizo yangu mimi nitakusubiria {kwa uvumilivu na kutumainia}, mpaka ubadilisho wangu ufike.* ... Amin

Kanuni za Kifo

Tafsiri ya kifo na uelewa wake kwa kadri ya maandiko mpaka hapa imesha kamilika. Kilicho bakia kwetu kubandua ni mgando wa dhana danganyifu kuhusu kifo, zilizo dumu kwa milenia kadhaa hapa duniani. Kwa jinsi hiyo, tutajadili kanuni za kifo huku tukiangalia uelewa maarufu (popular teachings), kwa lengo la kurudisha misingi yake katika uhalisia wa maandiko matakatifu pekee.

Kama wachinjaji mahiri machinjioni, tunaweka staha na ustaarabu pembeni, ili kumaliza kazi inavyo stahili. Tutashusha pigo litakalo kata kwa kasi kuu kadri mikono yetu iwezayo tenda hilo. Tutafanya hivi ili kutenganisha kweli ya YAHWEH, na falsafa za watu ndani ya theolojia bunifu. Kwa kuwa kweli ni moja, nayo fupi, tena tumeshaitaja; basi hapa tena tumekuja kusafisha ibaki hiyo pekee.

Dhana ya Toharani

YAKO MENGI YASEMWAYO kuhusu kifo, lakini biblia haifundishi wafao (wale tu walio katika ufuniko wa neema) kupitia mahali (purgatory[6] – toharani) kwa kipindi kufanya usafisho wa mwisho (purging) wa nafsi zao. Hivyo kwamba wapokee utakatifu uhitajikao, kabla hawajaiingia furaha ya Mbinguni.

Na hii siyo adhabu ya walaaniwa (wale waendao kuzimu), wala msamaha wa dhambi kwa ajili ya ukombozi. Hufikirwa kuwa siyo jambo la heri na la ridhaa, lakini siyo uchaguzi wako kwa adhabu ya dhambi ndogo usizo zijutia. Pia huwezekana kuwa furaha kwa uachio wa yote ya kilimwengu.

Huku ni sawa na kusema damu ya Yeshua Kristo haikutosha, hivyo dhambi huizidi neema (jambo lilo kinyume na Warumi 5:20). Kifupi dhana hii ni kufuru ya msalaba, na kinyume kabisa na injili yote ya neema, Baba Mungu aliyo mpa Mwanaye Yeshua Kristo kutuletea.

Dhana ya toharani ni ya kale tokea zama za dini za miungu wa Kigiriki, ikielezea mahali ambako wafu uhifadhiwa kabla ya kupandishwa daraja la juu katika uwepo wao, au kurudishwa kuzaliwa tena duniani. Toharani ni mahali tofauti na kuzimu (hediz) iliyo chini ya Dunia.

Hizi fikra huonekana katika uandishi wa Plato, Herclides Ponticus, na waandishi wengi wakipagani. Mahali hapo tokea waandishi mbalimbali huweza kuwa kwenye galaksi ya ukanda wa mawingu (milky way), wengine kati ya mwezi na Dunia, au nyuma ya mwezi, na hata wengine hudai ni katika mzunguko wa nyota za kudumu na Dunia.

Ni katika zama hizi za ustaarabu wa Kigiriki (Hellenistic), ndiyo tokea rekodi za Makabizi (Macabees) zilionyesha sala ikifanywa kwa wafu kati ya Wayehudah, kwa lengo la kuwatakasa (sanctification) wafu. Hii ndiyo fikra kanisa la magharibi baadaye iliyo ichukua hata leo iwe mada ndogo humu.

Wakristo wanao amini katika dhana ya toharani hufanya nukuu ya maandiko ya II Makabizi 12:41-46. Kitabu hiki kilikuwepo katika biblia hata zama za Yeshua. Kiliondolewa katika biblia ya Waprotestanti na Mjerumani Martin Luther. Kutokana na mafundisho yake ya kupinga chechote cha Kiyehudah (anti-semitic).

Ni tokea maandishi yake huyu, hata Nazi waliaminiii wako sahihi katika kutatua tatizo la Wayehudah duniani (final solution). Kazi za uandishi wa mwanzo wa Luther hazikuwa na tatizo hili, bali kadri alivyo endelea, ndivyo fikra na mwelekeo wake ulivyo badilika. Mfano mmoja wa kazi zake hizo ni: Kuhusu Wayehudah na Ulaghai Wao (On the Jews and Their Lies).

Hata Wayehudah wenyewe waliisha kukiondoa na kukirudisha kwa dai hilo-hilo la Waprotestanti kwamba, siyo maandiko matakatifu, bali ni historia ya Wayehudah pekee. Lakini uwepo wake hiki ndiyo huondoa tatizo la mruko wa takribani miaka 400 tokea uandishi wa mwisho wa Nehemia na Ezra (siyo Malakhi). Ndiyo sababu wasomi wa Kimarekani leo hudai upo ukimya wa miaka 400 ya kabla ya Yeshua ndani ya biblia. Ni vema biblia fasaha zote kati yetu tunao ongea Kiswahili, irudishe hiki (kama ilivyo katika biblia za Wakatholiki na Wa Orthodoxy).

Kimsingi vitabu hivi vya apocrypha vimeendelea kubaki sehemu ya biblia ya Kikatoliki, na Kiothrodoxi wakati wote. Sisi tunaafiki hivi ndivyo sahihi, kwamba haupo utupu wa miaka 400 katika biblia kama Waprotestanti watarudisha vitabu hivi pale ambapo Adonai Yeshua aliviacha vikiwepo, yaani ndani ya biblia.

Wewe shuruti unajua biblia imegawanyika mara 3; kwanza (1) toraha na injili, pili (2) manabii na nyaraka, na tatu (3) maandishi. Hili la 3 ni vile vya kihistoria kutuonyesha mwendelezo wa jamii ya familia ya Mungu duniani. Hivyo sote tujifunze toka matendo yao, lipi sahihi na lipi siyo sahihi.

Pia katika uchunguzi wetu sisi tuligundua maandiko ya II Timotheo 1:18, Matityahu 12:32, Luka 16:19,26, 23:43, I Wakorintho 3:11,15, na Waebrania 12:29, kuonekana na wale wanao amini uwepo wa toharani, kuwa hayo yanaunga mkono sala kwa wafu. Wanao amini katika toharani, hudai katika kipindi cha kabla ya ufufuo kufika, sala kwa wafu huwezekana, sababu roho-nafsi ya mtu huwepo toharani.

Hizi fikra za utakaso wa toharani baada ya kifo, kwa kiasi pia huonekana tokea wale walioitwa mababa wa kanisa. Irenaeus (130AD - 202AD) alitaja mahali ambapo roho za wafu hubaki mpaka hukumu ya wafu. Hivi ndivyo pia sisi hufundisha kuhusu kuzimu (hediz), kwao wale wasio amini katika Yeshua Kristo. Na hakika mahali hapo siyo toharani, au kuwepo aina fulani yeyote ile ya utakaso humo.

Mtakatifu Clement wa Alexandria (150AD-215AD) na mwanafunzi wake Origen wa Alexandria (185AD-254AD), walianzisha fikra za utakaso baada ya kifo, wakidai moto ni chombo cha kiungu tokea agano la awali, kama vile ubatizo wa moto ulivyo kwa agano jipya.

Origen alidai hakipo kitu kama roho za wafu kulala, kwani roho za wateule huingia paradiso mara moja ama sivyo bado kutakaswa, ndipo hupitia adhabu ya moto wa toharani kutakaswa (purification). Kwake Clement na Origen, huu moto wa toharani siyo wa kimwili bali kiroho. Mwandishi wa Kitaliano Tertuliani (160AD-225AD) naye aliafiki dhana ya utakaso baada ya kifo toharani.

Wanatheolojia wa zama za kati (medieval), kipindi katika historia ya maendeleo ya mtu kijulikanacho kwa ukatili, kutokuwepo ustaarabu, na kukithiri kwa ushamba wa kimbumbu; hawa walihitimisha kuwa, adhabu za toharani ni kwa moto huu wa kidunia (material fire). Wakatholiki katika zama hizi waliafiki walio hai huweza kuwasaidia wafu kwa sala, na kibali cha papa huondoa adhabu za toharani toka manunuzi yako ya kitu au kifaa alicho kiidhinisha kiuzwe (indulgence), au utii kwa jambo atakalo lifanyike (mfano vita vya msalaba - crusade).

Kwa kiasi kikubwa sinagogi la Vatikani la Mt. Petros Basilika lilijengwa tokea haya. Na haya pia kwa kiasi kikubwa ndiyo yalipelekea mabadiliko ya kiprotestant (protestant reformation). Wanatheolojia wa Kikatholiki leo wamelainisha lugha ya adhabu ya toharani kuwa; ridhaa ya wafu kupitia utakaso huo, kama maandalizi ya furaha ya Mbinguni. Hili pia halipo katika biblia!

Dhana hii ya toharani ilifikia ukamilifu wake katika theolojia karne ya 12, pale mafundisho ya malipizi (penance) yalipo shamiri na uhalalisho wake kupitia Baraza la Trent lilodai ni Baraza la Lyon lilosimika hicho. Malipizi ya duniani ndiyo humaliziwa toharani kwa yale ambayo hayakukamilika.

Sakramenti hii ni pale muumini anapo tubu dhambi zake na padri kumpa matendo ya kufanya (absolution), kama njia rasmi ya kujitoa toka hatia ya dhambi, kushindwa, au makosa hayo. Thomas Aquinas alisema; wafu toharani wako katika amani sababu wana hakika ya ukombozi wao, lakini sala za waumini na kafara ya ekaristi husaidia.

Theolojia ya Katholiki huelekeza wewe kufanywa mwenye haki (saint) kupitia utaratibu maalumu wa neema ya kiungu uipokeayo kupitia imani, na hiyo huchanganywa na matendo mema. Theolojia ya Martin Luther hutaja uhalalisho (justification) wa Mungu huja mara moja pasipo utaratibu wowote wa kufuata pale akutangazapo wewe kuwa mwenye haki (saint).

Huwa hivi sababu yeye huchukua uovu wako na kukupa haki ya Yeshua Kristo. Katika utaratibu huu, matendo mema kama yale ya kitubio au malipizi hayana maana, na hayasaidii kitu katika hali yako ya kuwa mwenye haki. Kwa sababu hizi; Mkristo hana uhitaji wa taratibu za mlolongo maishani na kifoni, ili ahesabiwe kuwa mwenye haki.

Tuhitimishe mlolongo huu wa historia ya toharani kwa kufanya nukuu toka John Calvin (1564) kwa kazi yake ya 'Institutes' (5:10) alisema: "doktrini ya toharani ni ya kale, lakini ilikataliwa na mitume walio wa kale. Haikuungwa mkono na waandishi wa kale, maandiko matakatifu, au hoja thabithi. Ilianzishwa na mila na hamasa lakini pasipo kuzingatia neno la Mungu." ... "Sisi shuruti tushikamane na neno la Mungu, ambalo hukataa hii simulizi ya kutunga."

Sasa tugeuke kuyatizama yale maandiko tuliyo pewa awali kama msingi halalishi wa dhana ya toharani. Tuanze na uandishi wa II Makabizi 12:41-46. Yudas Makabii na kaka zake wanne, alikuwa kiongozi wa kisiasa mwana-mapinduzi aliye rudisha Yudea toka ukoloni wa himaya ya Seleusidi (167BC – 160BC), na kuiweka chini ya ufalme wao wa Hasmoneani (167BC - 37BC) wakiwa ufalme huru tokea mwaka 110BC-63BC.

Walirejesha dini ya Yehudaizimu kwa lazima kati yao. Sala ya kuombea wafu hupatikana katika II Makabizi 12:41-46. Hii ni simulizi ya kilicho tokea mara baada ya pambano la vita na askari wa Kiyehudah kufariki vitani.

Tunaonyeshwa kabla ya maandiko hayo Yudas akiongoza jeshi lake kutenda ya desturi na mila za Kiyehudah kwa toraha ya Mosheh. Na kwamba aliomba kwa Mungu awe msaidizi na kiongozi wao katika mpambano huo (II Makabizi 12:36-38). Pale walipo kuwa wakichukua miili ya wenzi wao walio fariki vitani, ndipo waligundua wote hao walio kufa ndani ya mavazi yao walikuwa na vijisanamu kinyume na toraha.

Hivyo wakamshukuru Mungu hakimu wa haki aliye pelekea yaliyo jificha kufichuka, na hapo hapo kumwomba Mungu. Alifanya makusanyo katika jeshi zima na kutuma drakma za shaba 2,000 Yerushalem kutolewa kafara ya dhambi kwa walio kufa, akifikiria ni vema kidini kuhusu ufufuo wao. Kwani pasipo tumaini la ufufuo wao, ingekuwa kazi bure kusali kwa walio kufa.

Alimalizia hivi: ... "Hivyo basi, ni takatifu na wazo lenye faida kusali kwa niaba ya wale walio fariki, ili kwamba waokolewe toka dhambi." ...

Mpendwa, haupo ushindani wa usahihi wa rekodi hizi za kihistoria aidha toka wanao afiki apocrypha au wasio afiki. Ushindani ni katika sehemu yake ndani ya biblia. Sisi tunafikiri vinastahili kuwepo. Sisi kwisha kusoma haya tulijiuliza; ni kwa andiko gani la toraha, yeye Yudah (kiongozi wa kisiasa) aliombea kafara ya dhambi hekaluni, na kufanya sala hiyo? Hili hatukuweza liona popote. Hivyo hili siyo la toraha, bali la kidini, na kweli ni wazo zuri kisiasa, ili wanajeshi waliobaki vitani wasipoteze hamasa.

Je kwa toraha, yule ambaye YHWH amemkatilia mbali kwa kuabudu sanamu, ana sehemu katika maisha ya milele? Ndiyo, kama tu alimpokea Yeshua Kristo pale injili ilipo hubiriwa kuzimu. Je kabla ya ugawanyo wa msalaba, hawa walitenda dhambi ya kukusudia (intentional sin)? Ndiyo! Je toraha yasemaje juu yao? Mauti ya milele pasipo msamaha, sababu haipo kafara kwa ajili ya dhambi ya kukusudia[7]. Kama hivi ndivyo, je kafara ya dhambi katika toraha ililenga hawa waabudu sanamu watendao dhambi ya kukusudia? La hasha!

Je makuhani hekaluni Yerushalem walipo pokea zile drakma, wangefanya nazo nini tokea ombi lake hilo? Wangeziweka katika hazina ya hekalu, na siyo kununulia wanyama wa kafara. Je sala yake kwa Mungu juu ya huruma yake kuhusu maisha yao ya milele ilipokewa Mbinguni? Kila la upendo toka kwa watoto wake humfikia YAHWEH, lakini kama makuhani wake wale hekaluni Yerushalem watekelezao maagizo yake, naye alikuwa hana la kufanya, isipo kuwa kusubiria ujio wa Mwanaye Yeshua Mashiah wa Yisrael.

Je leo hii Wakristo katika misiba ya wasio amini katika Yeshua Kristo, pale wanapo shiriki sala hizo, au kufanya sala kwa Mungu wetu YAHWEH, yeye huwasikiliza? Ndiyo, sababu maandiko hukiri yeye kusikiliza sala za watoto wake pekee. Je sala hizo huweza badili hali ya marehemu toka asiye haki kuwa mwenye haki? La hasha, hilo limewekwa katika uchaguzi wa mtu hai kupitia utashi wake. Ni wewe mtu uliye hai pekee, uwezaye kukata shauri la kumpokea Adonai Yeshua Kristo, na kuiamini injili yake.

Mpendwa kumbuka kuwa, hakuna jina jingine lilopewa kati ya sisi watu kukombolewa nalo zaidi ya Adonai Yeshua Kristo. Hivyo sala ya muumini katika ombi la ondoleo la dhambi za mfu, huwa haina nguvu? Ndiyo!

Sala kwa Mungu YAHWEH inayo pingana na maelekezo yake, hiyo siyo sala, bali masononeko ya aliye wake masikioni mwake. Sasa nini humtokea marehemu huyo? Kama siyo waKristo huburuzwa hadi kuzimu kusubiria hukumu ya wafu.

Kabla ya kupotelea mbele toka hili, hebu tuweke sawa jambo moja hapa. Sala ya muumini katika ombi la ondoleo la dhambi za aliye hai, hiyo inayo nguvu. Ziko historia nyingi za wazazi wanao sali dhidi ya wana wao watukutu Mungu YAHWEH awakomboe. Na mara hao katika wakati uliopangwa, hubadilika na kujikuta wakimpokea Adonai Yeshua Kristo, na kuiamini injili (kumbuka: ni lazima mtu hai afanye hili kwa ridhaa yake).

Je kama marehemu alikuwa ni Mkristo mkorofi, na aliye jihusisha na mengi ya uovu, lakini hajawahi kuikana imani yake, sala zao kwake zinakuwaje? Sala za upendo wao hupokelewa Mbinguni na Mungu, zikiwekwa katika hazina zao walio sali, na siyo ya marehemu.

Marehemu hutwaliwa moja kwa moja hadi paradiso ya Mbinguni tokea imani yake katika Kristo Yeshua. Matunda ya imani yake ni uzima wa milele (Matendo 2:21), lakini athari za matendo yake kwa jinsi alivyo ishi maisha yake hapa duniani, ni uchache wa zawadi na ukosefu wa mataji kichwani mwake milele.

Sasa tutazame uzito wa hoja yao ya pili kwa andiko la II Timotheo 1:18 ... *Adonai mruhusu yeye kwamba aweze ipata huruma ya YAHWEH katika siku hiyo*[8]*: na ni kwa mambo mengi kiasi gani yeye alinihudumia mimi nilipo kuwa Ephesos, wewe wajua vizuri sana. ...*

Yako malumbano kati ya wasomi kuwa, Onesiphoros katika uandishi wa waraka alikuwa amefariki na hivyo mtume Paulos aliombea mfu, au labda bado alikuwa hai. Sisi tunaafiki wakati katika utajo wa matendo yake ni uliopita, na utajo wa baraka upo katika wakati ujao. Lakini ni mpaka mwishoni mwa waraka kwa II Timotheo 4:19, pale anapo wataja kwa majina Prisca na Aquila, na mji wa Onesiphoros, ndipo sisi hutanabahi kuwa, hakika Onesphoros alisha fariki.

Kwisha kusema haya, sasa turudi kwenye hilo la kuombea mfu aliko fanya mtume Shauli. Kwetu sisi hii ni sala ya upendo wa Paulos kwake mhudumu mwanzake katika Kristo aliye rudi nyumbani. Hizi ni rekodi zake kwa waraka huo, toka yale mema rafikiye marehemu aliyo mtendea walipo kuwa Roma na Efesos (pasipo aibu ya minyororo ya kifungo chake), na pia kama ilivyo desturi na mila kwa yale yasemwayo juu ya marehemu (eulogy)[9].

Katika kauli hiyo ya maombolezo ambayo pia ni sahihi kuiita sala, mtume Shauli kwa hakika ana mkumbusha Adonai Yeshua, mema ya marehemu rafikiye kwa kadri yeye alivyo ahidi kwamba, lolote jema atendewalo yule ambaye yeye kamtuma, tendo hilo kimsingi limetendwa kwake na kwa sababu yake pekee (Matityahu 10:40-42, 25:45).

Mtume Shaul anajua vema kuwa, hilo ni kwa mataji na siyo uzima wa milele. Hakika hili ndilo atendalo, sababu la uzima wa milele ni kamilifu tokea asemacho kwa Yeshua Adonai wake. Some tena ... *Adonai mruhusu yeye kwamba aweze ipata huruma ya YAHWEH katika siku hiyo:* ... Siku anayo irejelea mtume Shaul ni ya hukumu ya watakatifu kupokea zawadi zao (Matityahu 10:41, 16:27, Ufunuo 22:12, II Timotheo 2:5).

Je kiko chechote hapa kinacho pelekea nadharia ya toharani kama ilivyo fafanuliwa juu kuhusu mahali maalumu kufanya malipizi, husimama hata kwa nukta moja? Hakipo chechote! Je ni makosa au dhambi kusali kwa wapendwa walio tangulia mbele ya upendo wa Yeshua? La hasha! Hilo ni jambo jema, tena la kupigiwa mfano.

Je kwa sala hizo kipo kibadilikacho mbele za YAHWEH kumhusu marehemu huyo unaye msalia? La hasha! Sala ya upendo au machungu ya moyo wako, hudhihirisha utii wako wa amri ya upendo. Na hilo kwa huruma hiyo, ndiyo tunda la moyo wako kwake. Matunda haya hujumlishwa katika hazina yako Mbinguni, wewe uliye guswa hata kufanya sala hiyo.

Na maandiko mengine katika uhalalisho wa uundaji wa nadharia ya toharani ni Matityahu 12:32, Luka 16:19,26, 23:43, I Wakorintho 3:11,15, na Waebrania 12:29.

Katika Matityahu 12:32 inatamkwa kwamba; atakaye sema ovu dhidi ya Yeshua atasamehewa, lakini dhidi ya Ruak HaKodeshi, hata samehewa aidha katika zama hii au ijayo. Wao huchukulia zama hizi kuwa maisha haya duniani leo, na ijayo kuwa maisha mara tu baada ya kifo, na hivyo huko ni toharani kabla ya kuelekea Mbinguni.

Uelewa wao huu tatanishi wa eskatoloji[10] utauona mwishoni mwa kitabu chako hiki (MNNNMA) katika Chuo cha Tatu. Huko utaelewa kwa nini wao hufikiri vipindi vya Dunia (dispensation) viko hivi.

Kwetu sisi hakuna utupu katikati ya maisha ya leo kimwili na ya kesho kiroho. Pale Yeshua alipo sema neno 'zama hizi' mbele ya Wayisrael wao walielewa, hizi siku za uhai wao, na 'zama zijazo,' ni siku zile zijazo tokea siku ya hukumu zao mbele za Mungu (maisha ya milele).

Yuko mmoja wetu anaye fikiri zama hizi ndizo za toraha ya Mosheh, na zama zijazo ndizo hizi za neema ya Mungu. Tunafikiri hivi sivyo sahihi, sababu kwa Waebrania (alio kuwa anaongea nao) hata leo bado kukitambua kipindi cha neema ya Kanisa.

Kaka yetu Finis Dake aliona zama hizo kuwa ni kati ya ujio wake wa kwanza (hija), na ule wa pili (milenia). Sisi pia tunaafikiana naye katika hili, kwani ni katika zama hizi mbili pekee ndiyo huwezekana kwa yeyote kumkufuru aidha Mfalme wa wafalme Yeshua, au Roho wa Elohim Ruak HaKodeshi (hili lavuka uelewa wa wakati wao).

Kwa vyovyote vile unavyotaka kuaminii katika hili; sasa vipi hili lahusika na toharani? Mpendwa wetu Mwanaseminari, ili usituone sisi wataalamu wa ubishani, tafadhali jisomee mwenyewe andiko hili toka tafsiri 3 tofauti za biblia kabla ya kuafikiana nasi.

Vipi pia kuhusu Luka 16:19,26, na 23:43? Sura ya 16 ni simulizi ya Eliezer (Lazarus) na tajiri mwenye kiu kuzimu. Tena cha ajabu biblia yako kwa Luka 16:23 inakuita waziwazi huko waliko kuzimu (hediz). Sasa basi, pasipo kupotezeana muda, fikra za huko kuwa toharani ni simulizi za kutunga kama alivyo ziita John Calvin.

Na andiko la Luka 23:43 ni paradiso ya Mbinguni, na kamwe haina mahusiano yeyote na toharani. Tumesha fafanua vema tofauti ya paradiso ya kuzimu katika gema la juu alimo kuwemo Abraham na wenye haki/wateule wengine (kifuani mwa Abraham), na ile ya mhalifu wa msalabani (aliye mpokea Yeshua Kristo) aliko karibishwa.

Kwa I Wakorintho 3:11-12,15 tunaona misemo yenye maana tokea mada inayo jadiliwa (contextual meaning). Katika sura hii ya 3 mtume Shauli anajadili kuhusu waumini wanao jigawanya tokea uhudumu wake na wa Apolo. Yeye anaona msingi wao wote wajengao juu yake ni wa Kristo Yeshua pekee. Hivyo ni kutokea kwake kazi zote zipimwe kwa moto za hao wajengao juu yake huo, kwamba kama ni dhahabu, shaba, vito, mbao, manyasi, au mabua.

Hivyo kwa kutaja vitu asili (materials), akautaja moto kama kigezo cha kipimo cha kazi hizo, kwani kilicho imara huimarishwa, na dhaifu kuteketea. Kama dhambi ni kazi ya udhaifu (kutotii alicho sema Mungu), basi moto huiteketeza hiyo mpaka kifo. Na hili hufanyika gehena kwisha hukumu ya mauti ya pili (Yokhana 15:6). Sasa vipi haya yanahusiana na toharani? Kwani lengo la dhana ya toharani ni kupima au kutakasisha?

Siyo sahihi kuchukua utajo wowote maandikoni wa moto na metali (metal) kuwa unasafisha (purify), na kudai hilo hufumbia toharani. Basi kwa hili andiko elezea vipi kuhusu ujumlisho wa manyasi na mabua ni kwa ajili gani, kuchochelea moto?

Na mwisho ni Waebrania 12:29 ... *Kwani Elohim wetu [ni] moto ulao {hadi kuteketeza}. {Torati 4:24}* .... Hili ni kweli, sasa vipi lahusika na toharani? Neno moto linajitokeza mara 83 katika maandiko 79 ndani ya agano jipya, je yote pia yanahusika? Maswali haya mawili yanadhihirisha andiko hili halihusiki kabisa na kinacho jadiliwa (far-fetched).

Maandiko yako bayana kuwa, roho-nafsi yako huenda aidha Mbinguni au kuzimu pale ufapo. Pia haipo nafasi nyingine kwisha mtu kufariki kufanya au kufanyiwa toba, au marekebisho yeyote, ua majalizo ya haki.

Kuisha kwa maisha yako mpendwa itakuwa kwa kifo au uchukuo (I Wakorintho 15:51-52). Na tokea aidha ya haya, kinacho fuatia ni hukumu ya maisha ya milele na Mungu YAHWEH, au gehena ya milele na ibilisi satani lucifer (Waebrania 9:27).

Kwa sababu hii, haipo nyongeza au punguzo kwa marehemu pale wewe muumini ufanyapo sala ya ondoleo la dhambi zake, au kumkiri Adonai Yeshua kwa niaba yake. Uchaguzi wa kuwa sehemu ya familia ya Mungu ni kwa ubinafsi wako, na kamwe siyo kwa niaba yako.

Linalo tutisha na kutetemeka ni ukweli kwamba, dhana[11] yeyote juu ya injili ifanyayo msalaba wa ukombozi siyo mkamilifu, na uhitajika matendo kwa mateso ya roho na nafsi baadaye kuwezesha ukombozi wako kukamilika; ni batili. Ngoja turudie tena uelewe vizuri; dhana yeyote juu ya injili ifanyayo msalaba wa ukombozi siyo mkamilifu, na uhitajika matendo kwa mateso ya roho na nafsi baadaye kuwezesha ukombozi wako kukamilika; ni kashfa kanisani inayo karibia sana kuwa kufuru.

Ni hivi sababu inaivusha toraha toka mwalimu mfichuzi na anaye iadhibu dhambi, mpaka kuwa mkombozi, na tena asimamaye juu ya neema ya Mungu. Na kibaya zaidi ni toraha haikushushwa kufanya lolote kati ya haya au hayo ya kutunga kuhusu toharani.

Kama hivi ndivyo, basi ukombozi wako ungekuwa kwa matendo yako na hivyo kwa toraha na siyo imani. Na kama ukombozi ni kwa matendo yako mpendwa, basi neema siyo zawadi tena, bali ujira wa haki juu yako. Ujira wa haki kwa kila mwenye dhambi ni mauti ya pili, kwani toraha yahukumu sote tumeivunja mojawapo ya zile kanuni zake 613 (Warumi 3:23, 5:12, 6:23).

Hiki ndicho huitwa laana ya toraha (Wagalatia 3:13), hata Yeshua (kwa waumini wake pekee) aitundike laana hiyo juu ya msalaba wake (Wakolosai 2:14). Na kwa yeye kuvifia vipengele hivyo vya toraha pasipo hatia, ndiyo ubadilisho wa neema ulifika duniani kwa kila aaminiye. Ni kwa jinsi hii, ndiyo kila anaye muaminii yeye, vipengele hivyo vya hukumu ya laana kwa mauti ya pili, havikuhusu!

Mafundisho ya namna hii (toharani) ni matokeo ya falsafa bunifu za kale[12] katika nia njema ya kumsaidia[13] Mungu YAHWEH, kupitia uelewa wa wakati wao. Lakini theolojia hiyo inapo linganishwa na umakini wa uelewa wetu leo, ndipo hukutikana kutokutosha, kwani inapelea. Ni ushawishi wetu kwako mpendwa kwamba, acha wakati uzifunike hizi fikra potofu katika vumbi la sahau, kwani sasa hata wewe unajua, haukuwepo usahihi kwazo.

Dhana ya Kutokuwepo Maisha baada ya Kifo

MAFUNDISHO KWAMBA; kifo ndiyo mwisho wa yote na ukomo wa uwepo wako, ni ulaghai wa satani lucifer, akipingana na Matityahu 10:28, 17:3, Luka 20:37-38, na Ufunuo 6:9-11. Kwamba, katika ukomo huo ufahamu wako kujijua hupotea, na hivyo pepo au moto siyo tu havina tofauti, bali havikuhusu. Lengo lake ni wewe leo ujiachie ukisema 'ponda mali kifo chaja.'

Ni hivi-hivi pia kwayo mafundisho kwamba, nafsi katika kifo hulala na kubaki hivyo hadi ufufuo. Huu ni upindashaji wa kweli, ijapo kuwa hawako mbali nayo. Kinacho lala katika usubirifu wa ufufuo ni mwili pekee. Vile-vile kwa mafundisho ya uteketezi wa roho na nafsi za wenye dhambi hata kutokuwepo tena ni pungufu, kwani huacha hukumu, na kisha hukumu ndiyo malipizi ya matendo yao gehena.

Tokea fikra hii sisi uamini; kuchomwa huko na mateso yote mengine ya humo gehena, huendelea mpaka malipizi yamekamilika, tena kwa kadri ya kipimo cha matendo yao. Ndipo sasa hukumu ya haki hukamilika, na uteketezi wao utokea. Huu mwelekeo siyo tu kwamba ni mpya kwa wengi wetu, lakini pia ni mgumu kueleweka.

Hivyo ushahidi wetu kwayo kweli hii, shuruti yawe matamshi ya Adonai Yeshua mwenyewe kwa Yokhana 3:16 ... *Kwa jinsi hii Mungu aliupenda ulimwengu, hata akamtoa Mwana wake wa kiume wa pekee, ili kila amuaminiye asipotee*[14]*, bali awe na uzima wa milele. ...*

Kusema hivi hatupingi umilele wa roho na nafsi ya mtu. Bali tunaacha wazi fikra vipi gehena iliyo ya kiroho, ni uteketezi wa milele kwao hao walio tupwa humo.

Upo ujadilifu mwingi wa kutosha humu ndani kuhusu vipi dhana (theory) ya kifo ni kuwa nje ya pendo la YAHWEH. Kila kitu na vyote vilivyopo; viko ndani yake, na kisicho kuwepo ndani yake, hicho hakipo. Na ndani yake Pendo ndiyo pendoni mwake. Gehena ni nje ya pendoni mwake, na hivyo basi hao wa humo hawapo, kana kwamba hawajawahi kuwepo milele.

Hili litakamilika pale tamko la utenganisho kwa Matityahu 25:32-46 litakapo fanyika kwa kauli ya Adonai Yeshua ... *Ndipo yeye atasema pia kwa wale walio mkono wa kushoto, Ondokeni kwangu, nyie mlio laaniwa {pangiwa kifo}, mwende kwenye moto wa milele, uliandaliwa kwa ajili ya ibilisi {lucifer} na malaika zake {waasi}:* ... [Matityahu 25:41].

Hivi ndivyo gehena itakavyo kuwa, na hivyo uteketezi wao wote walio fungwa humo, kwani kumbukumbu za uwepo wao, ataziondoa mbele zake milele. Je hii yamaanisha uteketezi wao ni pale gehena itakapo ingia hatua hii yake ya mwisho? Mungu anajua!

Mpendwa, maandiko yamesheheni vidokezo vingi kuhusu maisha baada ya kifo. Hata sayansi leo hii kwa NDE (Near Death Experience) huthibitisha, yapo maeneo mawili tofauti yanayo simuliwa na wanao kufa na kisha kurudia uhai.

Hili jambo sasa halitoi nafasi tena kwa wewe usiye wa imani hii kusema halikuhusu, kwani hata katika maandiko yetu matakatifu ilirekodiwa hivi: ... *Wala haupo ukombozi kwa yeyote mwingine: kwani halipo jina jingine chini ya mbingu lilopewa kwao watu, ambalo kwalo hilo sisi lazima tukombolewe. ...* [Matendo 4:12].

Dhana ya Siku za Kuishi Zimepangwa

AWALI ILIFANYIKA KAZI humu ya kuthibitisha kwamba, kisha mtu kuzaliwa kifuatiacho ni kifo, na kwamba kila mtu anayo siku yake. Pia ulinong'onezwa kuwa, YAHWEH anaijua siku hiyo sababu ya maisha yako ndani yake. Ambayo kwayo alikujua wewe kabla ya kufanyika katika tumbo la uzazi wa mama yako (Yeshayah 48:8, Yirmeyah 1:5).

Pia ni hakika na kweli kuwa, kifo hiki cha kwanza siyo adhabu kutoka kwake, bali matokeo ya uasi wa Adam. Hivyo kwa mauti ya kwanza mtu hujitakia, na hata siku hiyo ya kifo chako ni wewe uliye ichagua katika maisha. Tokea utamko kwa kinywa chako, hata iandikwe imeshateuliwa katika maisha haya ya hija. Na katika haya ndiyo hivyo ilivyo pia, kwani husubiria tena uamuzi wako (kwa utamko) kuthibitisha.

Pia tulikiita kitabu cha Iyob kitabu cha kifo, kwani dhana ya kifo inaonekana kupanuliwa na kushika hatamu humo. Ujadilifu uko wa pande mbili, kuashiria vita ya roho za watu iliyopo duniani. Kadri kitabu kilivyo jaa uongo wa adui, ndivyo navyo kilivyo jaa kweli ya Mungu. Kwa ajili ya hili ni ushauri wetu wa dhati kwako msomi wake, kuwa makini wakati wote usomapo kutambua ni upande upi unao zungumza.

Kwa kuwa sasa wajua, soma nasi Iyob 14:5 ... *Tizama siku zake zimesha-amuliwa, idadi ya miezi yake iko naye, wewe umeweka mipaka yake ambayo yeye hawezi ivuka; ...*

Katika Zaburi 79:11 tunaambiwa na Roho wa Mungu kuwa, YAHWEH huwaachia huru wale walio pangiwa kufa. Sasa vipi yule aliye daiwa kumpangia kila mtu kifo, hapa kuonekana tena akiwasitiri hao alio wapangia kifo? Je siyo

Adonai Yeshua aliye sema katika Luka 11:18-19 kwamba; haiwezekani kwa ufalme kubaki umesimama, kama utatenda wenyewe mambo yanayo pingana?

Mpendwa hii ni hakika ya kimaandiko kuwa; kifo ni mradi, bidhaa, na shughuli binafsi ya satani katika ulaghai na shinikizo kwako. Satani hukubana wewe kwa mahangaiko maishani, na mateso mengi, ili ukate tamaa na kuafiki wito na mpango wa kifo chako toka kwake.

Ni itikadi ya kitabu chako hiki kwamba, madaraka ya kifo chako yako na wewe mpendwa, hivyo roho kifo hupambana na roho-wewe mpaka ukubali. Acha tulete sasa mashahidi wawili, katika utetezi wa mafundisho haya yetu kwako: -

1. Waebrania 2:14 ... *Akiona kwa hakika kama watoto walivyo washiriki wa mwili na damu, yeye pia mwenyewe kama wao alishiriki hilo hilo; ili kupitia kifo yeye aweze kumteketeza {kumwangamiza} yeye aliye na nguvu za kifo, huyo ni ibilisi {satani}; ...*
2. Ufunuo 6:8 ... *Na mimi nilitazama, na nikaona farasi aliye pauka {kijani kilicho fifia, kahawia na kijivu}: na jina lake aliye mpanda lilikuwa kifo, na sheoli {kuzimu, hediz} alikuwa anamfuata {ongozana}. Na mamlaka yalipewa kwao juu ya robo {¼} ya Dunia, kuua kwa silaha, na kwa njaa {uhaba wa chakula}, na kwa kifo, na kwa wanyama wa duniani. ...*

Je iko shaka kwa maandiko haya kifo ni nani, na wapi hutoka? Na lengo lake kwako mpendwa ni nini? Ufalme wa Mungu na kifo havina mahusiano kabisa, na hakika ya hili ni Yokhana 10:10 ... *Mwizi haji, ila kwa ajili ya kuiba, na kuua, na kuteketeza: Mimi nimekuja ili wao waweze kuwa na uhai {uzima}, na kwamba waweze kuwa [nao] mwingi hadi kupindukia. ...*

Mpendwa usiwe mjinga katika hili, kwani mtiririko wa andiko ni makini: huo huthibitisha ukisha rubuniwa (kuiba) dhambini, ndipo mauti (kuua) huja. Ujira wa dhambi ni mauti, na kwa mauti hayo hukufikisha katika uteketezi wako wa milele (kuteketeza) gehena.

Kwa jinsi hii siyo Mungu tena apangaye siku ya kifo chako, bali ni adui yako ibilisi kupitia shinikizo lake na ulaghai katika majaribu na kukusukuma, wewe kuridhia wakati wake huo. Mpendwa, katika ukombozi wa neema, wewe unayo madaraka juu ya kifo na satani ibilisi. Wewe ndiye miungu wa hii Dunia (Yokhana 10:34, Zaburi 82:6), na siyo yeye tena tokea ukamilifu wa mateso, na mauti ya msalaba wa Kristo Yeshua. Tafakari ...

Tazama mpendwa, wewe nenda mbele za Mungu Baba, na mweleze uchaguzi wa muda wako wa kuishi hapa duniani. Naye akisha afiki hilo, hilo pekee wewe zungumza kwa kukiri. Katika siku za ukaribio wa umri huo, wewe utaita wana wako, na wana wa wana wako, kuwaachia kizazi chako baraka kama vile mashujaa wako katika maandiko matakatifu walivyo fanya. Leo siri hii imefichuka!

Dhana ya Nani Anayo Mamlaka Juu ya Kifo

KAMA TULIVYO ISHA KUTAJA awali, mamlaka na nguvu juu ya kifo unayo wewe Mkristo pekee. Na hili ni kupitia kazi aliyo ifanya mpaka kuikamilisha Adonai Yeshua Kristo, pale alipo kuja hapa duniani. Kwa mchunguzi makini wa uhamisho na mtiririko wa mamlaka hayo, shuruti utayaona yakitokea maandikoni kama ifuatavyo:

Ulimwengu wote ni wa YAHWEH, lakini mamlaka juu ya Dunia alimpa mtu. Adam kwa kuafiki uasi wa adui ibilisi lucifer, yeye mwenyewe alifanyika muasi, na hivyo watu wote wakawa chini yake yeye kiongozi wa uasi. Kwa jinsi hii mamlaka aliyo kuwa nayo mtu juu ya Dunia na vyote vilivyomo humo, nayo yakaamia kwake ibilisi satani lucifer. Hivyo kwa mlolongo huu, dhambi na kifo navyo vikaingia duniani. Satani ibilisi lucifer ndiye asili ya dhambi, na hivyo aliye na mamlaka juu ya kifo.

Kwa minajili ya kurekebisha hali hii, ndiyo YHWH aliweka mpango wa ukombozi duniani kupitia siri kwenye matangazo yake maandikoni (declarations), maamuzi (decrees), na maagano (convenants). Katika hayo alifichwa Mwana wa Mtu, ambaye siye wa damu ya Adam (adamite stock), bali wa damu ya Baba Mungu, kwani damu ya mwana ndiye damu ya babake.

Ni kwake huyu ndiye kupitia fumbo la siri ya toraha, aweze kufanyika kafara kwa damu ya thamani kuu na isiyo waa. Hivyo kwa ajili yake ukawekwa utaratibu wa malipizi ya dhambi, makosa, na kushindwa kwa mtu, kupitia damu za wanyama wasio hatia.

Katika wakati ulio kubaliwa Mbinguni, Mwana wa Mtu alifanyika Emanuel ((Yeshayah 7:14, Matityahu 1:23), akajitwalia uanadamu, akawa Adam wa Mwisho, na sisi tukamwita jina lake Adonai Yeshua Kristo. Hivyo kwa Adam wa kwanza dhambi na mauti viliingia, lakini kwake Adam wa Mwisho utakaso na uzima wa milele vikarudishwa. Na kupitia neema yake, alijitwalia dhambi, makosa, na kushindwa kwetu kote, nasi tukatwaa utakatifu wake, na kufanyika wana wa YHWH kama yeye alivyo.

Hivyo kwake huyu satani alitegwa na kuzidiwa maarifa hata amwue kwa mauti ya aibu ya msalaba. Sababu yeye alikuwa pasipo hatia, hivyo ilibidi YHWH amfufue toka mauti, tena tokea kuzimu, tayari akiwa nyumbani mwa kifo na kuzimu. Hivyo humo kwa kosa lao hilo (kama adam kwa kosa la kula tunda alilo katazwa) la kumhesabu muovu pamoja nao, alitwaa mamlaka yao, na kwa sababu tayari satani na ibilisi walikuwa na mamlaka juu ya mtu, hivyo na hayo nayo kwa kuwateka wao, yakafanyika yake. Kwa injili yake akaweka bayana; wale wamfuatao yeye, hao atawafanya watoto wa Mungu YAHWEH.

Ni hawa pekee ndiyo mikononi mwao mamlaka ya Dunia, yale satani aliyo yaiba toka kwao, yeye hayo aliwarudishia. Hivyo kila anaye muaminii yeye, na kuiafiki injili aliyo ileta, huyo mamlaka ya dhambi na kifo chake yako mikononi mwake mwenyewe.

Na mamlaka haya utayatia kazini kupitia utamko wa neno kwa imani. Na utamko huo ni aidha wa toba juu ya dhambi, au kosa, au kushindwa kwako pale aangukapo, au ni wa umri wa maisha yako. Hili la umri wa maisha yako ni pale umwombapo chini ya utegemezi wa neema ya Kristo, uafiki wake wa tarehe ya mwisho (siku ya kifo chako).

Na hawa 7 ndiyo mashahidi wa injili yetu hii: -

1. Zaburi 115:16 ... *Mbinguni, [hata] mbingu, [ni] za YAHWEH: lakini Dunia yeye amewapa wana wa Adam {wanadamu}. ...*
2. Iyob 9:24, 34:13 ... *Dunia imepewa katika mkono wa mdhalimu: yeye hafunika nyuso za mahakimu wake hiyo {wasiione haki}; kama siyo {yeye}, wapi {haya hutokea}, [na] nani huyo {afanyaye haya}? ... Nani alimpa yeye usimamizi juu ya Dunia? Au nani aliye weka katika mpangilio ulimwengu wote? ...*
3. Luka 4:6 ... *Na ibilisi {lucifer} alisema kwake, Mamlaka yote haya mimi nitakupa wewe, na utukufu wake: kwani hayo yalihamishiwa kwangu; na kwa yeyote nimtakae nampa hayo. ...*
4. Matityahu 28:18 ... *Na Yeshua alikuja na alizungumza nao, akisema, Mamlaka yote ya Mbinguni na duniani yamepewa kwangu. ...*
5. Ufunuo 1:18 ... *Mimi [ndiye] yeye ambaye anaishi, na nilikuwa nimekufa; tazama, Mimi niko hai kwa milele yote, amini; ninazo pia funguo za sheoli {kuzimu, hediz} na za kifo. ...*
6. Matityahu 16:19 ... *Na Mimi nitakupa wewe funguo za Ufalme wa Mbinguni: na chechote kile wewe utakacho kifungia duniani shuruti kiwe ni kile kilichoisha fungiwa Mbinguni: na chechote kile wewe utakacho kiachia duniani shuruti kiwe ni kile kilichoisha achiwa*

Mbinguni. ...

7. Luka 10:19 ... *Tazama, Mimi nakupa wewe mamlaka ya kutembea {kukanyaga} juu ya nyoka na ng'e, na juu ya nguvu zote za adui {satani}: na hakuna chechote kwa namna yeyote ile kitakudhuru wewe. ...*

Kwa mafundisho na ushahidi wa II Timotheo 1:10 sasa tunajua; ni kwa ujio wa Yeshua Kristo kifo kilishindwa, na hukumu yake kuondolewa juu yetu tulio amini injili yake ya neema. Warumi 6:3-9 tunaona ufufuko ndiko kuvunjilia mbali nguvu za kifo.

Hivyo mtu katika ubatizo ulio ushiriki wa kifo hiki cha Kristo Yeshua, naye hupokea mamlaka juu ya kifo, ulio uwezo wa kufufuka. Angalia I Wakorintho 15:47-49 uone, kuwa ni kwa mtu mmoja (Adam wa kwanza) kifo kiliingia, na sasa kwa mtu mmoja (Adam wa Mwisho), maisha ya milele yamerejea. Amin

Tokea uangalifu wa kusoma maandiko juu, shuruti utaona kilicho rudishwa ni kikubwa na siyo kidogo. Tokea mamlaka yale ya chechote kitambaacho (creeping) duniani tuliyo pewa mtu, na ibilisi kulinganishwa na uwepo wa nyoka mtambaaji wa kiroho duniani, basi sisi tunayo mamlaka juu yao pia (Marko 5:7, Luka 16:23).

Andiko la Luka 10:19 kama Zaburi 91:13 linapigia mstari uelewa huu, kwamba siyo mamlaka juu ya dhambi na kifo chako ndiyo pekee yamerudishwa, bali ni mamlaka hata juu yao walio kutenda, nawe uwatende sasa hapa hapa duniani. Hapa ni mahali pa kanisa kushangilia kweli hizi pale zisomwapo kusanyikoni – oyeeehhhh, lel lel lelelelelееее ... Haleluyah! Haleluyah! Haleluyah!

Tunacho jaribu kukuonyesha hapa ni kweli kwamba, kile ambacho tayari kimesha ruhusiwa Mbinguni, hicho sisi tunaweza kukitenda. Sikia nukuu isiyo kamilifu (paraphrasing[15]) ya kile raisi mmoja mashuhuri alicho kisema pale nchi yake ilipo vamiwa, na sehemu ya ardhi yake kutwaliwa. Hivyo ilimpasa kupigana vita vya ukombozi wa ardhi hiyo, ambayo alishinda. Kwisha kukomboa ardhi yake, ndipo naye aliamua kuvamia nchi iliyo mvamia, siyo kwa ajili ya kuteka ardhi yao, bali kumwadhibu kiongozi huyo kwa kumwondoa madarakani (regime change), na kuwapa wana-mapinduzi (toka nchi hiyo) walio pigana pamoja naye kutimiza lengo hilo.

Kwa kuwa nchi kadhaa duniani zilibaki bubu pasipo kulaani uvamizi wa nchi yake awali, basi yeye aliwaeleza hao kuwa: huu ni mwendelezo wa vita ileile (hivyo waendelee kubaki mabubu), kwani kama ilikuwa halali kwa hii vita awali kupiganwa ndani ya nchi yake, basi sasa ni halali vile vile kwa vita hiyo kuendelea kupiganwa ndani ya nchi ya kiongozi huyo.

Kwa kuwa ibilisi lucifer satani ndiye aliye fyatua risasi ya gobori kwanza kale (pale alipo mlaghai adam wa kwanza), je sasa ni halali kwetu (adam wa mwisho) kumshambulia kwa risasi za rashasha katika maeneo yake yote, kwa lengo la kuwaweka huru mateka wake wote, katika jina la Adonai Yeshua Kristo? Jibu ni NDIYO! NDIYO! NDIYO! Kwani huu ni mwendelezo wa vita ileile aliyo ianzisha!

Achana na fikra za kale za kushambulia malango ya kuzimu usiku kucha; tena huku mitaani mkituamsha wenzenu tulio lala majumbani fofofo. Hivi kwani zile funguo Adonai alizo tupatia kwa Ufunuo 1:18 na Matityahu 16:19, 28:18 nyie mmezipoteza?

Tena unazo nguvu zaidi yake, na kwamba hawezi kukudhuru tena kwa lolote, pale uwachukuapo ndugu zako toka kifungoni mwake humo. Na zaidi ya yote, wewe unayo mamlaka juu ya dhambi, na kifo chako. Hili ndilo tulilo tumwa kuja kukutaarifu wewe mwana muadilifu wa Mungu YAHWEH.

Dhana ya Kifo kuwa Roho na Siyo Jambo au Tendo

KATIKA MTIRIRIKO HUU makini, tayari ulishapewa maandiko yaliyo fichua kwako kuwa, kifo ni roho anaye ongozana na kuzimu akiwa roho-mahali. Hivyo kwa uasi dhambi iliingia, na kwa dhambi kifo, na kwa kifo kifungo cha kuzimu kuisubiria hukumu.

Kifo hukufikia kwa aidha wewe kupanga hivyo na Mungu (preplanned), au kwa wewe kuafiki mashinikizo kwa hila na ulaghai wa adui zako ibilisi (default).

Tokea uelewa huu, utushangaza sana jinsi ambavyo filamu za propaganda za satani kupitia Hollywood (mfano Da Vince Code, 2006), na makala mbalimbali toka vituo vya televisheni vya Geography channel, au Discovery channel, au Knowledge channel; hawa hujua kwa hakika kabisa kuwa, satani hamwingii mtu pasipo ridhaa yake, au kukaribishwa naye (dracula, vampires). Lakini sisi Kanisa bado hatumwoni kifo kama ni roho, na hivyo siyo jambo au tendo.

Kizazi kitakacho kuja baada yetu, watashangaa vipi katika kifo mtu alikuwa akifadhaika, kutishwa, kudanganywa, na hata kusononeka katika majonzi makuu, kwa kile ambacho uwezo umepewa juu yako. Watashangaa vipi wazazi wao walishindwa kuona wingi huu wa ushahidi wa hili katika biblia.

Kwao mtu muumini akifariki, itakuwa ni sawa na kuamia juu Mbinguni. Na mdhambi anapo kufa, hutwaliwa akiburuzwa chini hadi kuzimu kusubiria hukumu yake. Dini zitaunganishwa pamoja, lakini kweli hii itajulikana kwao.

Dhana ya Mauti ya Gehena kuwa Nje ya Yahweh

HILI NENO 'NJE YA YAHWEH' tulilidondosha kwa makusudi awali kidogo, pale tulipo kuwa tunajadili uteketezi wa mtu gehena. Kwamba hiyo ni hatua inayo fuatia kwisha kuikamilisha adhabu ya hukumu yako ya haki, kwa kadri ya yale yote uliyo tenda, au acha kutenda, pale ulipo kuwa katika mwili hapa duniani. Hii ni dhana elekezi tu, kwani hakika haiwezekani kutendeka.

Ni ukweli usio pingika sasa wala kuhitaji mjadala tena kuwa, kila kilicho umbwa na hivyo kuwepo bila kujali kinaonekana au hakionekani, vyote vimo ndani ya Mungu YAHWEH. Kwa kuwa hakuna YAHWEH mwingine kama yeye, na hivyo hakuna uumbaji wowote zaidi ya huu, basi nje yake hakupo. Tena siyo utupu (vacuum) ule wa kuwepo uwazi lakini pasipo kitu, la hasha, ni utupu wa kutokuwepo aidha nafasi au chechote (nothingness), yaani hata utupu haupo. Hivyo kimsingi haupo au haipo 'nje ya YAHWEH.'

Tazama, tunacho sema ni kuwa; haipo nafasi (space) au mahali (location) pengine zaidi ya pale yeye alipo paumba. Na hiyo nafasi au mahali iliyopo tokea uumbaji wake, ndiyo sehemu (area) yeye kwa binafsi yake (kumbuka kuzima ni roho mahali).

Kila jambo na kitu kilichopo viko ndani yake, navyo hivyo vilivyo ndani yake, yeye yumo ndani yavyo. Ni kwa jinsi hii mpaka katika nukta yavyo ya mwisho katika udogo (atomic), kama ilivyo katika ukubwa wavyo (cosmic). Yeye ndiye hivyo, navyo hivyo ndivyo sehemu yeye, na mahali au nafasi yeyote iliyopo ndani au nje yavyo bado ni yeye.

Sasa basi, kila kilichopo kipo ndani yake, na kamwe hakuna kinacho wezekana au weza kuwa nje yake, kwani yeye ndiye nje na ndani, mwanzo na mwisho (alpha na omega). Hivyo sasa tunaweza sema; sisi tulitumia neno nje yake kuelezea dhana zile za vipi dhambi hufanya kwa roho na nafsi yako, kwamba kama kiza huzuia uso wako usionekane na YAHWEH, na hata sauti yako kumfikia. Kwa jinsi hizi dhambi hukutenga na pendo lake, sababu Mungu ni Pendo.

Sisi twajua vema kuwa, roho-nafsi wewe ni wa milele, na kama nishati asili zote (energy) ulimwenguni, haiwezi kuteketezwa. Sababu kitokeacho ni ubadiliko wa hali (state), tokea hali moja hadi nyingine. Hivyo ni fikra zetu kwamba, uwepo wako (being) hubadilika toka kujulikana kwamba uko (existing) gehena, hadi kutojulikana uwepo wako (perished).

Hivyo kauli sahihi ni gehena hukuweka nje ya pendo la Mungu YAHWEH. Hapa ndipo ulipo uteketezi wa mdhambi, sababu kwalo hili, hatasikika wala kuonekana tena milele na watakatifu (Matityahu 25:41, Luka 13:3,5, Yokhana 3:15-16).

Tafsiri ya upendo humu huvuka toka hali hadi kuwa jambo na wakati mwingine tendo. Pia kuko mahali ndani humu ni uhalisia uonekanao, na ambao hauchukui nafasi. Zaidi ya hali zote hizi za upendo, Pendo ndiye Mungu mwenyewe, na siyo tu wasifu wake. Hivyo ni kiasili hiki pendo kilicho pia kiasili cha roho na nafsi yako (II Timotheo 1:7), kitakacho tenganishwa na Pendo.

Ni kwa njia hii pekee, kutokana na kutokuwepo jinsi nyingine ya kueleza au kutaja kitokeacho hapo, acha sote na tuite hilo kama alivyo sema Adonai kuwa; huo ndiyo uteketezi wako wa milele. Ni uteketezi wako wa milele, sababu katika kukatiliwa mbali toka pendo, wewe ukoma kutambulika kuwa sehemu ya YAHWEH. Na hapa ndipo kilipo kilio kikuu na kusaga meno katika giza la nje milele aliko kutaja Adonai mara nyingi kwa Matityahu 8:12, 13:50, 22:13, 24:51, 25:30.

Dhana Nyingine Ndogondogo Kuhusu Kifo

YAKO MAMBO MADOGO AMBAYO kwa maarifa haya sasa, twaweza rekebishana na kuwekana sawa mara moja na kwa urahisi tu. Mojawapo ni hili la Kanisa kuruhusu kama bubu makampuni ya bima kuendelea kuita majanga ya asili kama mafuriko, radi, kimbunga, tetemeko la ardhi, dhoruba, na mengi mengine kuwa ni matendo ya Mungu (acts of God).

Kama wewe muumini unamiliki kampuni yako, au biashara yako, au nyumba yako, au gari lako, au unayo nafasi ya mamlaka katika makampuni haya, kwa nini uhalalishe kwa kuweka saini mkataba unao msingizia YAHWEH Mungu wako. Waamuru wabadili na kuandika ukweli kuwa, hayo ni matendo ya ibilisi (acts of devil). Na kama hawawezi, basi washauri kuwa wanaweza singizia nguvu asili (acts of nature), ili wewe uweke saini yako.

Jingine ni hili la sala zako makaburini katika vifo vya waumini, ufanyazo wewe kanisa uzungumzaye Kiswahili. Hivi ni mpaka lini utashtuka utoke usingizini wa hili na kuacha kunukuu Iyob 1:21 ... *Na alisema, Uchi nilitoka katika tumbo la uzazi la mama yangu {lugha ya kishairi inayo maanisha katika ardhi}, na uchi nitarejea humo: YAHWEH ametoa, na YAHWEH ametwaa; jina la YAHWEH libarikiwe.* ...

Haya maneno ni matamu sana kwa wana dini, na hapo ndipo mtego wake ulipo. Hiyo siyo kauli ya YAHWEH au nabii wake, au mwakilishi wake katika malumbano hayo, bali ya yule ampingaye. Kwa hakika sasa wewe wajua Mungu

YAHWEH hamtwai yeyote kwa njia ya kifo, ni adui (satani) yako ibilisi afanyaye hivyo.

YAHWEH alimpenda hata akamtwaa Hanok, ambaye hata sasa yuko hai anaishi Mbinguni. Alimtwaa Eliyah, hata sasa anaishi Mbinguni. Alimtwaa Yeshua, hata sasa amekaa mkono wake wa kuume katika kiti cha enzi juu Mbinguni. Mpendwa kichungue tena kitabu cha Iyob, ili uone eneo lipi ni nani anazungumza hapo. Kisha pima hilo kwa kweli yake toka toraha, injili, na manabii.

Jingine ni hili la habari ya kimapokeo kati ya wafugaji wa kondoo katika sehemu za mashariki ya kati, na hususani katika nchi ya Yisrael, kwamba mtu anapo umwa na nyoka mwenye sumu kali ya kifo, kitu cha kwanza ni kumtafuta na kumkamata nyoka huyo. Kisha kumkamata mualifu huyo huitoa sumu yake na kiasi kidogo huingizwa katika damu ya kondoo.

Kisha baada ya muda damu ya kondoo huyo hutolewa na kuingizwa katika damu ya mtu yule aliye umwa na nyoka. Siyo tu kwamba kiasi kile kidogo cha sumu ya nyoka hakimzuru kondoo, bali pia damu ya kondoo yule aliye ingiziwa damu ya nyoka, hufanyika kinga tosha kumwokoa mtu aliye umwa na nyoka toka mauti.

Jambo hili hujulikana kuwa sahihi hata katika maabara kwa sayansi zetu leo. Damu ya Mwanakondoo ndiyo damu ya Yeshua, nyoka ni satani lucifer na ibilisi wake, na sumu ya nyoka ni dhambi iliyo ingia duniani kupitia uasi wa Adam (pale ulipo umwa). Hivyo Yeshua kama Mwanakondoo alijitwalia dhambi zote za ulimwengu (ingiza sumu hiyo kwake), na kupitia damu yake leo hii, sisi sote waumini wake hupokea uhai wa milele. Amin

Tafakari: I Petros 1:18-19, Ufunuo 12:11, na Marko 16:18.

Uchaguzi na Kuishi Umri Ulio Uchagua

Hakika sasa wajua vema kuwa; kila mtu katika Kristo Yeshua anayo ridhaa thabiti kabisa ya kuchagua umri wa maisha yake, na kuishi umri huo hapa duniani. Kusema hivi hakubadili kile kijulikanacho na YAHWEH tokea maisha yako kabla ya hija hii, bali hukamilisha uelewa huo.

Kwa sisi kusema hivi humaanisha; siyo tu uelewa huu ulijulikana tokea awali, bali wakati wa uelewa huu kuachiwa duniani, kama ambavyo ulisha achiwa Mbinguni, umefika. Katika juhudi za kufanikisha hili maishani mwako mpendwa, acha tulifanye kama kitabu huru (Siri ya Kifo), ndani ya somo lako hili. Hivyo tutafunza hili kwa ngazi hizi tatu (3) ifuatavyo: -

1. Uchaguzi wa umri.
2. Jinsi ya kuishi: roho-nafsi (spirit-soul).
3. Jinsi ya kuishi: mwili (chakula na afya).

Uchaguzi wa Umri

MAMLAKA YA UCHAGUZI wa umri wako wa kuishi viko na wewe muumini sasa, sababu kifo kimesha wekwa chini ya miguu yako (alipo satani na ibilisi wake). Haya ni matokeo ya kazi aliyo ifanya mpaka kuikamilisha Adonai Yeshua Kristo. Kwa kuwa tunakaribia sana Shabath ya milenia yake, anataka maarifa haya yaijaze Dunia.

Kumbuka ni yeye aliye sema hili kwanza kwa Yeshayah 65:20 ... *Hapo shuruti asiwepo tena mchanga wa siku, wala mtu mzee ambaye hajamaliza siku zake: kwani afaye mtoto ni umri wa miaka mia moja {100}; lakini mdhambi [kufikisha] umri wa miaka mia moja {100} shuruti iwe laana*[16]. ...

Tazama, tunatamani sana kuanza na historia makini ambayo ingependeza na kuvutia vilivyo kuwekwa hapa, lakini kufanya hivyo itakuwa matumizi mabaya ya muda wako. Hivyo tumechagua kuanza na Yeshayah, sababu yeye husimika kanuni 3 muhimu sana katika hili: -

1. Kuishi maisha mafupi ni sawa na laana (sababu haukumudu shinikizo la adui),
2. Msingi wa uchaguzi wako shuruti uwe kumaliza siku zako zote, ambazo zatosheleza kuikamilisha kazi YAHWEH aliyo kupangia hapa duniani,
3. Pale unapo chagua urefu wa miaka ya maisha hayo, anataka ukumbuke miaka 100 ni sawa na umri wa mtoto mchanga.

Ni msimamo wetu kimaandiko toka utafiti wa kina kwamba, haliko andiko ambalo kwalo hilo YAHWEH aliweka muda wa kila mtu kuishi hapa duniani, aidha kabla ya uasi, au baada ya uasi. Kabla ya uasi lilikuwa lengo lake roho na nafsi katika mwili zidumu milele. Mara tu baada ya uasi tunaona uharaka wa kuwatoa Adam na Havaa bustanini Edeni, ili kuepuka wao kuinua mikono yao na kuchuma tunda la kuishi milele na wakalila.

Tunaona kwa Yokhana 10:15-17, 15:13 Adonai Yeshua akisema: hata uhai wake hakuna anaye mnyang'anya, bali anauweka chini kwa ajili ya sisi rafikize. Linganisha akufunzacho hapa, na neno lake kwa Yokhana 10:18 ... *Hakuna yeyote auchukuaye {uhai wangu} toka kwangu, ila Mimi mwenyewe nina uweka chini kwa binafsi yangu. Mimi ninao uwezo wa kuuweka chini, na ninao uwezo wa kuuchukua tena. Hili agizo {elekezi} Mimi nililipokea toka kwa Baba yangu. ...* Hivi ndivyo Baba Mungu asemavyo hata kwako wewe mtoto wake pia (Yokhana 17:26).

YAHWEH Mungu wetu hajaweka muda maalumu dhidi ya maisha yako hapa duniani. Kila mmoja wetu anao wajibu kwa kipaji alicho kupa kutimiliza hapa duniani. Je itakuchukua muda gani wewe uutoke utoto, usheheni mafunzo na uzoefu muafaka kwa shughuli hiyo? Na itakuchukua muda gani kuyatenda hayo hapa duniani? Hivi ndivyo vigezo wewe katika Ruak utaamua umri wa maisha yako.

Kama wewe hauta chagua, basi adui yako ibilisi atajishughulisha nawe kuujaza uwazi huo (by default). Hiki ndicho sisi wajumbe wake tunacho taka wewe uone, ujue, utambue, na kutimilisha!

Hii ni habari njema sana, na tunamshukuru na kumsifu Mungu YAHWEH kwa kuishusha kwetu sisi tulio wadogo kati ya kaka zetu, kanisa lake hili lizungumzalo Kiswahili. Hivi wasomi wetu wanazuoni wa maandiko matakatifu, wanasemaje nao kuhusu hili? Kihistoria wamekuwa ulingoni wakilumbana, na bado wako huko kuhusu miaka 70, 80, na 120.

Katika haya walumbanayo, pale sisi tulipo chungulia humo tulicho kiona: ni uzao wa malaika wale walio acha mahali pao (nefilim, wanefilim) unaonekana kuwa kati au chanzo cha kila miaka hii wanayo ipendekeza. Usomi makini wa maandiko ulio tulia, utadhihirisha wanefilim ndiyo kisa na mkasa wa gharika, na hivyo utajo wa uvumulivu wa Mungu juu ya mtu kwa miaka 120 katika Mwanzo 6:3-7, kabla ya kuwatekekeza wanaadam wote isipo kuwa Noakh na familia yake pekee.

Pia ni uwepo wao hawa wanefilim Kenaani ulio pelekea wapelelezi 10 kuleta habari ya hofu kwa Yisrael (badala ya kumtegemea Mungu kama Kaleb na Yehoshua). Tokea hili ndiyo adhabu ya kuwanda jangwani miaka 40 ambayo ni sawa na siku zile 40 walizo peleleza nchi ya ahadi. Lengo la kuwanda huko ni ili awateketeze wote walio na umri wa kuzidi miaka 20.

Ni katika uteketezi wake huo, ndiyo tunamwona mpatanishi Mosheh akiandika shairi la wimbo (sala?) kwa Zaburi 90:10 kuwa; wanateketea katika umri wa miaka 70, na kama mmoja wao kaishi sana ni miaka 80. Hizi hoja zetu ni makini, hivyo wewe (roho) shauriana na nafsi yako.

Sasa wapendwa wetu, kama YAHWEH Mungu wetu hajaweka muda maalumu, na satani anao uwezo wa kuchagua na kunishinikiza kiulaghai nisipo chagua, je ni muda gani ulio sahihi na makini kwangu mimi kuuchagua? Je yapo maongozi yeyote ambayo mimi naweza tumia kufanyia uamuzi huu?

Muongozo ni zile kanuni 3 ulizopewa juu awali. Na kama utazichungua zile nazo katika undani wake, utaona neno maisha marefu au maisha yastahiliyo ni juu ya miaka 100. Hivyo sisi tunafikiri mtu uhitaji miaka hiyo kuutoka utoto, kupata ujuzi, na kisha kutekeleza ulichojia. Hadi hapa tulipo fika hatuoni uzoefu kuwa kigezo, kwani maisha ndivyo yalivyo kama yajavyo tokea maamuzi na sala zako.

Hivyo katika kusaidia kukaza ufahamu kwalo hili, ni maandiko haya 3 kama ifuatavyo: -

1. Waefeso 6:3 ... *Kwamba iweze kuwa vema kwako {hapo uishipo}, na wewe uweze ishi [maisha] marefu duniani {Torati 5:16}. ...*
2. Mithali 3:2 ... *Kwani kwa wingi wa siku, na miaka ya maisha [yafaayo kuishi] na utulivu [ndani na nje yako na kuendelea kuvuka uzeeni mpaka kifo], haya shuruti wao wakuoongezee wewe. ...* [Tafsiri toka Amplified Bible].
3. Zaburi 91:16 ... *Kwa wingi wa siku Mimi nitamridhisha yeye, na kumwonyesha yeye ukombozi wangu. ...*

Unavyo zidi kuchimba hili, ndivyo utakavyo shuhudia kuwa, hata hili la miaka mingi ni kwa ajili ya watoto wa Mungu pekee. Kila wewe muumini unapo endelea kujipima kwa miaka 70 au 80, hivi unajua ni kwa kiasi gani adui yako anagaragara chini kwa kicheko cha furaha ya wewe kuendeleza ulaghai wake? Ni nini hicho mfanyacho makanisani kila mtu afikishapo miaka 70 au 80, kuja kutoa shukrani? Shukrani ya kutimiza maisha ya walio laaniwa maisha mafupi (miaka 20) jangwani?!

Haya hima Mkristo vuka umri wa miaka 100 ukiwa na nguvu zako tele, kwani haupo uhisiano wowote kati ya uchakavu wa mwili, na umri wa maisha yako. Na wala si shuruti kukomea katika umri wa miaka 120, kwani bado wako wanefilim kati yetu? Hakuna kinacho kuzuia mpendwa, isipo kuwa imani yako kwalo neno hili.

Sisi huona uwepo wa uwazi usio mpaka kuhusu umri wa maisha yako duniani. Kwetu sisi kwa imani mtu utaishi miaka ambayo nafsi yako imeridhia, na ombi lako kuafikiwa na YAHWEH.

Maisha ya wana wa adui ni kwa sababu zake, na kuondolewa kwao ni kwa sababu zake. Na katika haya mawili ni tabu, mahangaiko, dhuluma, kuonewa, na maisha ya kukandamizwa pasipo ukomo wala amani siku zote.

Umri wa Miaka 120:

... *Na ilikuja kuwa, pale wana-adam walipo anza kuongezeka juu ya uso wa Dunia, na binti walizaliwa kwao, Hivyo wana wa Elohim waliwaona binti za wana-adam [kuwa] wao ni wazuri; na waliwachukua wao wake wote wale walio wachagua.*

Na YAHWEH alisema, Roho wangu hata-hangaika na mtu {mwana-adam} milele, kwa sababu kwamba yeye pia [ni] mwenye mwili {hutenda kile ambacho hataki kukitenda}: na bado siku zake shuruti ziwe miaka mia moja na ishirini {120}. ... [Mwanzo 6:1-3].

Wako wasomi makini ambao wanafikiri nyongeza hii hapa ya miaka 120 inafanywa kwa Adam ambaye hapa wanadai alikuwa na miaka 810. Na wako wasomi makini wengine wanao chukulia miaka 120 kuwa umri wa kuishi mtu ambao hapa YAHWEH anausimika rasmi. Toka utofautiano huu mkuu wa fikra hizi mbili tofauti kabisa, sisi huona ujadilifu hapa ni kuhusu kipindi alicho ruhusu mtu aliye mwili tu (mortal), kuishi kabla ya kuwafutilia mbali toka uso wa Dunia.

Sisi tunaona Mwanzo sura ya 6 ni mafundisho ya yote yale yahusiyo gharika; yapelekeayo hiyo, maandalizi yake, wahusika, na gharika yenyewe. Katika utizamo wa sura nzima, utaona maana za haya na hivyo maandiko kujifungua bayana. Ni kwa sababu hii tunakusihi mpendwa na kukuomba sana, ufanye mapitio binafsi ya Mwanzo sura ya 5 na ya 6. Kusoma kutakusaidia wewe kuwa na uelewa binafsi kuhusu nini kiendeleacho (contextual meaning), kabla ya wewe kushawishiwa na sisi nini kinacho endelea au jadiliwa humo.

Katika Mwanzo 5:28 tunaona mtu aitwaye Lemek akimzaa mwana ambaye anasadikiwa kuwa mtoto wake wa kwanza (wa kiume) katika umri wa miaka 182, na kumwita jina lake Noah. Ndiyo! Uko sahihi kabisa, huyu ndiye Noakh yule aliye jenga safina. Lemek aliishi miaka 595 na kuzaa wana wengine, na hivyo kufanya jumla ya maisha yake miaka 777 kama ilivyo rekodiwa kwa Mwanzo 5:31.

Pamoja na mapokeo kuhusu namba 7 kuashiria ukamilifu na iwapo mara 3 ni hakika ya huo ukamilifu mpaka mwisho wake (kwa kiini cha rekodi hizi ni kikombe cha uvumilivu wake kimejaa mpaka kumwagika maradufu zaidi), pia ni kauli yake 'nabii' Lemek kwa Mwanzo 5:29 ... *Na yeye alimwita jina lake Noakh, akisema, Huyu shuruti atatuliwaza {akitufariji} sisi kuhusiana na kazi na tabu za mikono yetu, kwa sababu ya udongo {ardhi} ambao YAHWEH ameulaani. ...*

Unabii wa Lemek kwetu ni kwa jina alilompa mwanaye, ambaye alijua majilio yake yataleta heri ya YAHWEH katika namna isiyo eleweka hapa duniani. Faraja ya Lemek ikawa kukombolewa kwa mbegu yake toka gharika kuu iliyo fuata miaka 5 tu akisha yeye kufariki.

Mara baada ya gharika, YAHWEH alimtokea Noah na kumpa baraka ile ile ambayo alimpa Adam pale alipo muumba na kuirudia alipo mfanya kwa udongo. Baraka hiyo yarekodiwa katika Mwanzo 9:1 ... *Na Elohim alimbariki Noah na watoto {wake wa kiume}, na alisema kwao, Zaeni matunda, na muongezeka, na kuijaza Dunia. ...*

Tunasoma tena toka Mwanzo 5:32 kuwa, Noah aliwapata watoto wake Shem, Ham na Yehfeth (wote watatu – triplets?) alipo kuwa na miaka 500. Hii ina maanisha baba yake Lemek alikuwa na miaka 682. Yaani miaka hii 500 jumlisha ile 182 aliyo kuwa nayo baba yake wakati anazaliwa Noah. Ujumbe wa kujenga safina ulimjia wakati alipo kuwa na miaka 580. Yaani watoto wake walikuwa na miaka 80 na baba yake akiwa na miaka 762.

Lemek alimwona mwanaye Noah akianza kujenga Safina, huku akihubiri ujumbe mmoja tu wa toba. Alihubiri kuwa, gharika inakuja kwa kizazi ambacho hakijawahi ona tone la mvua likitokea juu angani kudondoka chini ardhini. Tokea bustanini Eden, mvua ilikuwa ni umande (moist, dew) utokao chini na kuilowesha ardhi.

Ni kwa sababu hii mahubiri yake yalionekana mageni na kichekesho. Hivyo alidhihakiwa na kuonekana hayawani ajengaye chombo cha ajabu kikubwa cha kuelea majini nchi kavu, ambacho mfano wake bado kuonekana. Na haya yaliendelea kwa kipindi chote hiki cha miaka 120 ya mradi wa ujenzi wa safina.

Gharika ilitokea katika mwaka wa 600 wa Noah, hivyo watoto wake walikuwa na umri wa miaka 100, na babu yao Lemek alikuwa tayari kesha-fariki miaka 5 iliyopita. Hivyo Lemek alishuhudia ujenzi na mahubiri kwa miaka 115. Tumefunuliwa gharika ilikuja katika tarehe 17 ya mwezi wa 2 katika mwaka wa 600 wa maisha ya Noah. Na kwamba kwa siku 40 mvua kutoka kwenye mbingu ilinyesha kama ilivyo tabiriwa.

Sababu ya gharika inatajwa na Mwanzo 6:5-7 ... *Na YAHWEH aliona kwamba uovu wa mtu umekithiri duniani, na kila wazo la fikra ya akili {moyo} yake [ni] uovu mtupu tokea macheo {jua lichomozapo} mpaka machweo {jua lizamapo}. Na ilimjutisha YAHWEH kwamba yeye alimfanya mtu duniani, na hilo lika-mhuzinisha katika moyo wake. Na YAHWEH alisema, Mimi nitamfuta {kuondoa asiwepo} mtu ambaye Mimi nilimuumba toka uso wa nchi {wekundu wa udongo}; kwa pamoja mtu, na wanyama, na vile vitambaavyo, na ndege wa angani; kwani ilinijutisha Mimi ya kwamba niliwafanya wao. ...*

Sababu hii ilitosha kufutilia mbali uumbaji na kuanza upya kama atapatikana mmoja amtafutaye yeye, hata aweze pokea neema yake. Endelea kusoma nasi Mwanzo 6:8-9 ... *Lakini Noah alipata neema {upendeleo} machoni pa YAHWEH. Hivi [ndivyo] vizazi vya Noah: Noah alikuwa mtu wa haki (sadik) [na] mkamilifu (tamim) katika kizazi chake, Noah alitembea na Elohim. ...*

Kama tulivyo sema awali, miaka 120 shuruti ijadiliwe ndani ya simulizi ya gharika (context), ama sivyo falsafa za watu huteka uelewa kuupeleka kuliko fikra za watu na siyo za YAHWEH. Kama Mwanzo 6:3 ni tangazo la umri wa kuishi mtu duniani, je unafikiri Adonai Yeshua asinge sisitiza hilo, au vipi mtume machachari Shauli, hata kwa nukta moja asifanyie rejeo jambo hilo? Au toraha isingelithibiti hilo?

Tazama mpendwa, umeona sababu ya gharika, na umeona ukati wa uchafuzi wa mbegu ya mtu ufanywao na majitu, na pia wakumbuka mafunzo yetu humu awali kuhusu hawa. Uovu huu ndiyo maandiko uliyo pewa juu awali yakielezea hali ya Roho ya Mungu, na ukweli kwamba, yeye aliye wakiroho (eternal), haoni sababu ya kuendekeza masononeko toka kwa adam aliye wa kimwili tu, yaani aliye na mwanzo na anao mwisho (mortal).

Kimsingi sisi hatuna pingamizi na wewe katika maongozi ya Ruak kuchagua miaka 120 ya maisha hapa duniani, na kupata kubalio hilo pale ulipo omba kwa Baba Mungu katika jina la Adonai Yeshua Kristo. Sisi tunacho kipinga ni wale wafundishao kwamba, miaka hii ndiyo kiwango cha mwisho uwezacho kumsihi akuruhusu. Tunajua hili siyo kweli, na zuio la jinsi hiyo alipo, sababu mbele tu mara baada ya gharika, watu kadhaa maandikoni waliishi zaidi ya miaka hiyo 120.

Noah aliishi miaka 350 (Mwanzo 9:28), Shem aliishi zaidi ya miaka 500 (Mwanzo 11:11), Nahor babu yake Abraham aliishi miaka 119 baada ya kumzaa Terah baba yake Abraham (Mwanzo 11:25). Abraham aliishi miaka 175 (Mwanzo 25:7), Yahkob aliishi miaka 147 (Mwanzo 47:28). Mpaka hapa pasipo kupotezeana muda wako zaidi, shuruti umeshaona Mungu wetu YAHWEH hakusema hivyo!

Muumini kuwa mwerevu, kwani tafsiri ya biblia huakisi kama kioo itikadi ya walio ifanya kazi hiyo. Katika uchunguzi wetu wa tafsiri takribani 15 za biblia, tuliona utofauti upo katika tafsiri 3 tu na nyingine 12 zilisimama na sisi. Kweli siyo demokrasia kwamba, walio wengi wako sahihi, kwani hata katika demokrasia kiko kitu kiitwacho upumbavu wa walio wengi.

Kama unafikiri hili tusemalo haliwezekani kabisa kutokea, tazama tafsiri ya biblia ya Good News Bible, with Deuterocanonical Books, Today's English Version, Society of St Pauls, 2004, ISBN 81-7109-563-1: Genesis 6:3 ... *Then the LORD said, "I will not allow people to live for ever; They are mortal. From now on they will live no longer than a hundred and twenty years."* Mwanzo 6:3 ... *Kisha YAHWEH alisema, "Mimi sitawaruhusu watu kuishi milele; wao ni wanao kufa. Tokea sasa hawataishi tena zaidi ya miaka mia na ishirini."* ...

Kwa mapokeo ya Kiyehudah na hususani kama yalivyo kusanywa na John Wesley[17] ni kwamba, kwa haki ilimpasa mtu kuadhibiwa na Mungu mara ileile, lakini kwa huruma ya Mungu alimpa miaka 120, ili ajirekebishe na kujirudi kwa kuona maisha ya Noah, na kwa kusikiliza mafundisho yake.

Hivyo miaka hii ndiyo muda wa huruma aliopewa mwana wa Adam kuacha uasi na kumrejelea Mungu wake.

Umri wa Miaka 70 Mpaka 80:

TUKIWA NDIYO KWANZA tumetoka kuisambaratisha itikadi ya maisha kuwa miaka 120, je yuko atakaye kupimana nasi nguvu kwa hili lililo na miaka hafifu tena chini ya hiyo? Hili ndilo lile linalodai kuwa, maisha ya mtu ni miaka 70 na kama ikizidi sana miaka 80. Hata hili shuruti tulitazame toka kina cha habari nzima (contextual meaning) ambako huko limetamkwa kwanza.

Katika kitabu cha Hesabu 13:1 tunaona Mungu akimwambia Mosheh kwamba, atume watu wakapeleleze nchi ya Kenaani aliyompa Abraham kwa ahadi kwa ajili ya uzao wake. Na kila atakaye chaguliwa toka kila kabila, lazima awe kiongozi kati yao. Katika mstari wa 13:16 tunaona Mosheh akimbadili jina mwana wa Nun aitwaye Hoshea kuwa Yehoshua (Mkombozi), jina lilobaki kwake hata mpaka leo hii. Huyu ndiye aliye kuja kuwavusha Wayisrael kuingia nchi ya ahadi.

Yehoshua na wenzi wake kwa mstari wa 13:25 walimaliza upelelezi huo wa nchi ya ahadi mara baada ya siku 40 kamili. Kwa Zaburi 90:15, na Hesabu 14:34 kutokana na taarifa mbaya waliyo ileta wapelelezi 10 (isipo kuwa Yehoshua na Kaleb), wana wa Yisrael walilalama dhidi ya Mungu. Ndipo wana wa Yisrael waliadhibiwa kuwanda katika jangwa lile kwa miaka 40. Hii ni sawa na kila siku waliyo tumia kupeleleza nchi ya ahadi kwa mwaka mmoja wa adhabu.

Pamoja na taarifa za wajumbe 10 kuwa mbaya, bado wawili (Yehoshua na Kaleb) kwa jinsi ya imani yao kwa Mungu, waliwasihi Yisrael waende mara moja na kuiteka kuimiliki nchi, kwani YHWH yuko upande wao. Tunajua kwa maandiko kwamba, ni Kaleb huyu aliye uteka mji huo baada ya miaka zaidi ya 40 chini ya usimamizi wa Yehoshua. Yehoshua alichukua nafasi ya Mosheh. Wale kumi (10) walioleta taarifa mbaya katika Hesabu 14:37 walikatiliwa mbali mbele za YAHWEH.

Tazama walicho lalamika dhidi ya YAHWEH toka Hesabu 14:1-7 ... *Na kusanyiko lote walipaza sauti zao juu, na kulia; na watu {am – Yisrael} walitoka machozi {waliingiwa na majonzi} usiku ule. Na wana wote wa Yisrael walinung'unika {lalama} dhidi ya Mosheh na dhidi ya Aharon: na kusanyiko lote walisema kwao, Isingekuwa vema kwamba tungekufa katika nchi ya Misrayim {Misri}! Au isingekuwa vema kwamba tungekufa katika hili jangwa! Na kwa nini YAHWEH alituleta sisi katika hii nchi, kuuawa kwa silaha, kwamba wake zetu na watoto wetu wawe nyara? Je siyo bora kwetu kurudi Misrayim {Misri}?*

Na wao walisemezana mtu na kakaye, Acha sisi tumteue kiongozi, na acha sisi turejee Misrayim {Misri}. Ndipo Mosheh na Aharon walianguka katika nyuso zao mbele ya mkutano wa kusanyiko la wana wa Yisrael. Na Yehoshua mwana wa Nun, na Kaleb mwana Yephunah, kati ya wale ambao waliipeleleza nchi, wakararua {chana} mavazi yao: Na wao waliongea kwa kusanyiko lote la wana wa Yisrael, wakisema, Ardhi ambayo sisi tuliipitia kuipeleleza hiyo, [ni] ardhi nzuri sana. ...

Tuendelee kwa Hesabu 14:10-12 ... *Lakini kusanyiko lote walikusudia kuwapiga wao na mawe. Na utukufu wa YAHWEH ukatokeza katika oheli {hema kubwa} la miadi mbele za wana wote wa Yisrael. Na YAHWEH alisema kwa Mosheh, Mpaka lini watu hawa wataendlea kunichokoza {kwa dharau*[18] *zao} Mimi? Na itachukua muda gani kabla wao hawaja niamini Mimi, kwa ishara zote ambazo Mimi nilizionyesa kati yao? Mimi nitawapiga wao kwa maradhi {ili kuwateketeza}, na kuuchukua urithi wao, na tokea wewe nitalifanya taifa kuu na lenye nguvu {kwa wingi wao} zaidi yao.*

...

Baada ya hapo Mosheh alichukua kitambo kumsihi YAHWEH asiwaangamize kwa sababu nyingi zilizo kweli na nzuri sana mbele za YAHWEH. Sasa tuendelee kusikia majibu ya Mungu dhidi ya matendo na maneno ya wana wa Yisrael. Hili linatokea hapo-hapo kadri walipo kuwa wakisema na kufanya. Hii inaonyesha jinsi Mungu alivyo karibu na kusikia yote (ya watoto wake).

Hesabu 14:20-24 ... *Na YAHWEH alisema, Mimi nimesamehe kwa kadri ya neno lako: Lakini kweli [kama vile] Mimi niishivyo, shuruti Dunia yote itajazwa na utukufu wa YAHWEH. Sababu watu (enosh – afaye) wote hao ambao waliuona utukufu wangu, na ishara zangu, ambazo Mimi nilizitenda Misrayim {Misri} na jangwani, na wamenijaribu Mimi sasa mara hizi kumi {10} {Kutoka 14:11-12, 15:23-26, 16:1-18, 16:19-22, 17:1-7, 32, Hesabu 11:1-3, 4-35, 13:1-25/ Torati 1:20-25, Hesabu 13:16/ 14:37/ Torati 1:26-46}, na hawakuisikia wala kuitii sauti yangu; Kwa hakika hawataiona nchi ambayo niliahidi kwa baba zao, wala hakuna yeyote kati yao ambao waliniichokoza {kwa dharau[19] zao} Mimi wataiona hiyo:*

Lakini mtumwa {mtumishi} wangu Kaleb, sababu yeye alikuwa na roho ingine pamoja naye {tofauti na roho zao}, na amenifuata Mimi kwa ukamilifu wote, yeye nitampeleka katika ardhi ambayo hiyo alikwenda; na mzao wake shuruti ataimiliki hiyo. ...

Mara baada ya maelekezo hayo katika mstari unaofuatia wa 14:25, Mungu aligeuza kusanyika lote kurudi jangwani. Kwa maelezo ya wataalamu ni safari ya siku 10 mpaka 15 kutoka Misri hadi nchi ya Kenaani waliyo kuwa wakienda. Lakini kutokana na uamuzi huo, iliwachukua miaka 40 kabla ya kuiteka nchi ya Kenaani.

Sasa tunamaliza simulizi yetu hii kwa kuisoma hukumu iliyo pelekea miaka 40 ya kutanga-tanga jangwani. Ili kizazi chote kilicho fanya chukizo lile kife, na kutokuwepo, ndiyo waingie nchi ya ahadi.

Hesabu 14:33-34 ... *Na watoto wenu shuruti watatanga-tanga jangwani kwa miaka arobaini {40}, na kuubeba uzinzi wenu, mpaka mizoga yenu isiwepo tena jangwani. Kwa kadri ya hesabu za siku ambazo nyie mliipeleleza nchi, [yaani] siku arobaini {40}, kila siku kwa mwaka, shuruti nyie mbebe uovu*[20] *wenu, [tena kwa] miaka arobaini {40}, na nyie shuruti mtakujua kutengwa*[21] *nami {uhasama nami}.* ...

Hivi ndivyo ilivyo hukumiwa, na ndivyo ilivyo kuwa. Kwa siku zile 40 za upelelezi walipewa miaka 40 ya kutanga-tanga jangwani, ili kizazi kile kilichoasi kife chote, na wana wao ndiyo waweze ingia katika nchi waliyo ahidiwa kupitia mababa zao.

Sasa tuanze hesabu kwa kuelewa kwamba, shuruti walikuwepo wazee kama Mosheh na hata zaidi yake. Ni fikra zetu kizazi kilihesabiwa tokea umri ustahilio kujiunga na jeshi, au kutekeleza toraha, ambako ni miaka 20. Na hivyo miaka 40 baadaye wale walioingia Kenaani wakiwa na umri mkubwa, ukitoa Yehoshua na Kaleb walikuwa na miaka 60.

Hebu sasa tulisogelee lile andiko la Zaburi ya 90:1-17 ambalo ni sala ya Mosheh. Tufanye mapitio ya yale yaliyo ndani ya sala hiyo ya Mosheh ambayo ni hakika yetu kuwa, ilifanyika baada ya miaka mingi kupita tangu hukumu ile ya miaka 40 kufanyika. Endaikawa ni mwaka wa 20, au wa 30 au hata wa 39, lakini lazima ni kipindi ambacho vifo vile ili kukifuta kizazi hicho cha watu takribani milioni mbili, vilikuwa vimechachamaa.

Mosheh anaanza Zaburi 90:1-8 kwa kusema; Adonai amekuwa nyumbani kwao kwa vizazi vyote. Kisha anaendelea mbele na kusema kuwa, walikuwa nyumbani humo hata kabla ya milima kuumbwa, au Dunia na hata ulimwengu wote. Kwamba katika milele hiyo, yaani hata kabla ya nyakati kuanza, yeye alikuwa Mungu wao.

Mpendwa elewa sala hii ni ya Mosheh ambaye aliongea na Mungu YAHWEH uso kwa uso kama mtu aongeaye na rafiki yake. Ni muhimu hapa mpendwa ukausikia mwangwi wa msimamo wa kitabu chako hiki kuhusu tofauti ya kuumbwa (created) na kufanyika (made) kwako hapa duniani (Zaburi 90:1-2). Na pia kumbuka zile nadharia zetu za maisha ndani yake tokea kuumbwa katika milele, kwa mlinganisho na hija hii duniani, tokea kufanywa tumboni mwa mama zetu wakatini.

Katika mstari wa 4 tunaona siri ya uumbaji ambayo iliitwa miaka 6000 badala ya siku 6, kwani miaka 1000 kwa YAHWEH ni sawa na siku moja tu. Hizi ni kanuni za msingi na elewa kwamba, anasema haya katika sala na siyo kwa lengo la kufunza, bali kurejesha kwa imani na ukubalifu kile alicho pokea toka kwake. Anaelezea kuhusu gharika na kuhusu kufa kuwa ni kama kulala, neno ambalo tulimwona Mpatanishi Yeshua naye akilitumia kwa kifo cha Eliezar (Lazarus).

Kwamba uovu wa watu na siri za dhambi zao, huwa mbele ya nuru ya uso wa YAHWEH, na hakuna siri mbele zake. Katika mstari wa 9 anaanza kilio cha wana wa Yisrael katika makali ya uteketezi wa kizazi kile ndani ya miaka 40, kwamba mizoga yao itaanguka jangwani kama ilivyo nenwa katika Hesabu 14:26-35. Ni hapa ndipo ile kauli aitumiayo adui ya kuwa ndiyo umri wa maisha yako hapa duniani ipatikanapo.

Kilio cha uanguko wa watu wake kama vile mmea umeavyo asubuhi na jioni haupo, kwa sababu ya hasira ya YAHWEH juu yao. Hivyo adhabu yao inawateketeza kwa kasi isiyo kawaida. Kwani ndani ya miaka 40 YAHWEH anataka kupukutisha takribani Wayisrael milioni mbili walio kuwa na umri zaidi ya miaka 20, na bado pasipo kuathiri uzazi wao. Ni hapa ndipo hicho kidaiwacho umri wa mtu duniani hupatikana, kama isomekavyo hvi: -

Zaburi 90:10 ... *Siku za miaka yetu [ni] miaka sabini {70}; na kama unayo nguvu [huwa] miaka themanini {80}, bado fahari yake {hiyo miaka iliyo ongezeka} ni kazi ngumu {za kuchosha mwili} na kuhemea*[22] *bure; kwani mara hukatishwa, na sisi hupeperukia mbali. ...*

Andiko hili labeba kilio kilicho pia sala ya Mosheh kwa YAHWEH Mungu wake. Kitabu cha Hesabu hakifanyi nukuu ya yeye kuomba hili, bali Zaburi. Anacho sema hapa kwa sala ni kwamba, wote walio kuwa na umri zaidi ya miaka 20 siku ile ya tukio kule Kadesh-barnea, huanza kufariki wakipukutika mara wafikishapo miaka 70. Na kwa sababu yeyote aliye achwa pia havuki miaka 80 kabla ya kufariki.

Hawa wanao achwa kuvuka kwa sababu ya nguvu, endaikawa ni kwa ajili ya kuongeza uzazi, au kazi za tabanakoni, na uaskari. Hawa ndiyo ambao hufikisha miaka 80.

Hivyo kiwango cha juu kinakuwa hiki ambacho wafikapo huwa ni kazi kweli, na huzuni tupu.

Kama hivi ndivyo kifo katika miaka 70 mpaka 80 hutajwa maandikoni, hivi ni nani huyu aliye kupa kilevi hiki hata ukalewa wewe kanisa uzungumzaye Kiswahili? Hiyo misafara ya Sikumosi kwenda madhabahuni kutoa shukrani za kufikisha umri wa miaka 70 au 80, hivi mna mkebehi YAHWEH Mungu wenu? Hivi hili jambo lawahusu ninyi vipi? Je nyie ni Yisrael? Je nyie mlikuwa jangwani na kugoma kuiteka nchi ya ahadi, pale wapelelezi (10) wa kila kabila la Yisrael walipotoa taarifa mbaya? Mpendwa, hili halikuhusu kabisa, hivyo achana nalo, wewe katika Kristo Yeshua uko huru kabisa toka haya yote.

Tazama mpendwa, katika lugha ya Kiebrania (lugha aliyo ichagua Mungu wako kuwasiliana nawe), haina aidha neno kustaafu (retirement), au neno bahati mbaya (coincidence). Kila jambo na kila kitu ni kwa mpango wake, na kwa sababu yake hapa duniani. Wako sahihi walio sema; hekima huja kwa wingi wa mvi kichwani (maisha marefu). Mvi siyo ishara ya uchovu wa mwili kama vile makunyanzi (wrinkles) yalivyo. Tulisha sema awali, haupo uhusiano wowote kati ya uchovu au uchakavu wa mwili na umri wa maisha yako.

Mpaka lini watu wangu wataendelea kupotea kwa kukosa maarifa? Mpaka lini watu wangu wataendelea kuwa mateka rahisi kwa kifo? Mpaka lini wewe Kanisa kipenzi changu utaamka toka usingizi wako wa pono, ni nani amekulaza mlazo huu? Ni nini hicho na kwa nani ulikula?

Siku zimekwenda sana, huu ni wakati wako kusikia maneno ya watoto wangu, maneno yao yatokayo moyoni mwangu. Ni mimi niliye watuma wao, na wewe utawasikiliza, na mimi nitakuhukumu kwa hili. Ndiyo, nasema tena, nitakuhukumu. Na siku ya hukumu yako nitakukumbusha hili, sababu nilisema katika mchana wa siku zako.

Uchaguzi wa Umri:

KWA KUWA SASA WAJUA kwa hakika kabisa kuwa, umri wa miaka 70 mpaka miaka 80 siyo mwisho wa maisha yako, na kwamba umri wa miaka 120 pia siyo kikomo cha mwisho wewe kuomba kwake umri wa kuishi, je ni nini hicho alicho kuleta wewe duniani kukikamilisha? Na ni kwa umri gani wahitaji kukamilisha hayo? Tazama, umri unaozidi miaka 100 ya siku za Mbinguni hapa duniani, ndiyo haki yako katika Kristo Yeshua!

Sasa basi, ni shuruti kwanza ujue wito wa maisha yako hapa duniani ni nini. Kama bado wewe kujua hili mpaka hapa tulipo, ni vema na tena shuruti kuanzia sasa ufanye mafunzo upewayo humu kwa vitendo pale yafunzwapo. Kitabu hakilengi nadharia, bali utekelezaji wako.

Tafadhali rejelea na kusoma tena kwa utekelezaji Mada 7:5 - 7:6. Ukisha hitimu huko, sasa rudi hapa tena, ndiyo tufanye sala hii chini kuhusu umri ulio chagua kwa maisha yako hapa duniani.

Ukiwa unajua kwa hakika ni kipi amekuleta hapa duniani kutimilisha maishani mwako. Na tena uelewa huo ni kwa kadri ya mtizamo wa Mungu YAHWEH na siyo wewe, sasa inakupasa kufanya mahusiano na Ruak HaKodeshi. Naye atakuonyesha umri ukustahilio kuitimiliza kazi hiyo hapa duniani. Ukisha jua wito wako, na umri wako, kilicho baki ni kumsogelea Baba Mungu (kwa kujiamini) aliye katika kiti cha enzi cha neema na kusali ifuatavyo: -

Sala ya Uchaguzi wa Umri wa Maisha Yako

BABA MUNGU, MIMI MWANAO .... (taja majina yako); **leo mahali hapa ninakuja mbele zako katika jina la Adonai Yeshua Kristo.**

Tokea maongozi ya Roho wako aliye nasi Kanisa hapa duniani, nimetambua kuwa; wito wa kazi yangu katika maisha haya hapa duniani tokea kwako ni .... (taja wito wako). **Hivyo naomba kwako maisha yenye umri wa miaka .....** (taja idadi ya miaka) **ya siku za Mbinguni hapa duniani kutimilisha hiyo kazi.**

Katika jina la Adonai Yeshua Kristo, ninaamini kuwa umekubali, nami ninapokea, sababu iliandikwa kwa Yokhana 15:16 kwamba; lolote tutakalo kuomba Baba katika jina la Yeshua, wewe utatupatia. Amin

[nyamaza ukisubiria jibu toka ndani mwako, na baki hapo, au endelea kurudi hapo na jinyamizishe mpaka utakapo pokea jibu lako].

Inua uso wako kwa fahari yake, na tangaza mbele za YAHWEH, tamanio la urefu wa hija yako katika shukrani kwake na kumsifu kusiko mwisho maishani mwako. Kumbuka sana na tena siku zote za maisha yako, kuwa mwili wako hutii kile nafsi na roho yako ukiambiacho.

Tamka na acha masikio, akili, mtu wa ndani, na roho yako vijue urefu wa umri wa maisha yako hapa duniani ni miaka mingapi. Kumbuka; imani huja kwa kusikia, na tena kwa kusikia neno la Mungu. Na maneno, hususani neno la ukubalifu wa Mungu, huumba!

Mpendwa, wachoraji huonyesha mtu wa miaka 80 ni mzee aliye choka na siyo miaka 300. Je watamchoraje Adam katika umri wa miaka 930, au Noah katika miaka 950? Luninga na magazeti hukaza ufahamu katika ulaghai kwamba, mtu aliye mzee hupoteza fahamu na nguvu zake.

Baba yake Abraham alimzaa Abraham akiwa na miaka 70, na Abraham alimpata Yitzhak akiwa na miaka 100! Kama aliweza kwao wa agano dhaifu kuliko lako, je itakuwaje kwako wewe uliye na agano bora zaidi, pale utakapo amini hili, na kuanza kuishi kwa jinsi hizi?

Tunafikiri kizazi hiki lazima kilenge juu ya miaka 100, ili hao watoto wako toka mafunzo yako, mapema kabisa wajiaminishe kuvuka miaka 150. Na watoto wao kizazi chako cha 3, shuruti safari ya kuirejelea miaka 300 ianze, na hivyo kizazi cha 7, kama Adonai bado ana suburishwa, waanze kujadiliana uwezekano wa kuvuka miaka 700, tayari kuingia Milenia na kufikisha miaka 1,000 **Katika Kristo Yeshua.** Amin

Haya hima wasanii wachoraji; katika jina la Adonai Yeshua Kristo, tunaweka mikono yetu juu ya vichwa vyenu wote, tunafanya sala ya toba la dhambi zenu zote, tunatangaza uachio toka minyororo ya utumwa wa adui ibilisi.

Kuanzia sasa; kila uchorapo na chora mtu mwenye miaka 100 kama vile leo umwonavyo mwenye miaka 45. Na mtu mwenye miaka 120 kama vile wa miaka 60 aonekanavyo leo. Na yule wa miaka 300 kama yule wa miaka 80.

Katika jina la Adonai Yeshua Kristo; tunasimamisha uchakavu wa mwili, na kutangaza afya kwa kanisa lote

lizungumzalo Kiswahili. Na kila mwenye kusoma hapa au kusikia hili na asema amin. Amin Amin Amin ...

Jinsi ya Kuishi: Roho-Nafsi

SASA UNAYO AMANI KWA kuwa unajua nini wito wako maishani, na upi mwaka wa kuondoka kwako hapa duniani. Hivyo inakuwa muhimu sasa kujifunza jinsi ya kufanikisha azma hizo. Kwa kuwa wewe ni sehemu tatu zilizo wewe huyo mtu mmoja, basi ni muhimu zaidi uwepo urari kati ya roho (spirit), nafsi (soul) na mwili (body). Kwa ajili ya ufupisho tumeweka pamaja hapa roho na nafsi.

Hoja ya msingi tunayo ilenga hapa ni vipi uishi ili kutimiza kwa pamoja wajibu wako, na urefu wa maisha uliyo chagua katika siku za Mbinguni hapa duniani. Tunafanya haya katika kuangalia nafasi ya roho na nafsi yako kwayo. Katika uumbaji Mungu alizifunganisha roho na nafsi kuwa pacha wa milele. Roho ndiyo asili ya uhai na uwepo wako, wakati nafsi ndicho kiti cha akili, nia na hisia katika wewe huyo kiroho (mtu wa ndani).

Wakati roho ndiyo kiunganishi chako na YAHWEH, nafsi yako hukuunganisha wewe (roho) na mwili wako. Katika jinsi hizi, roho inayo uongozi wa mtu katika haki, utakatifu, na usafi mbele za Mungu.

Pale mpendwa unapo mpokea Yeshua, ni roho huyu anaye amshwa toka usingizini kwa uzalio mpya. Roho ikisha thibitisha injili, ni nafsi kupitia akili upokea uelewa huo mpya, hata nia yako iweze kata shauri katika uchaguzi wake. Hisia hulipuka kwa furaha ya utoshelevu, pale yote haya yajapo pamoja. Haya hudhihirika vilivyo leo katika ibada ya kuabudu, kusifu, na kushukuru.

Utulivu wa amani ya kweli (harmony) ndani yako, hupatikana pale wewe unapo jua sababu ya uwepo wako hapa duniani (purpose), na lini kifo cha kwanza umekiruhusu (lifespan). Kuchanganyikiwa na mafadhaiko hutokea pale hawa watatu wanapo kuwa pasipo maelewano. Makubaliano kati ya hawa watatu kuhusu wito na muda wa utekelezaji wake, ndiyo dira ya maisha yako. Ni katika hali hii mafanikio hushamiri, furaha kukujalia, na kuishi siku za Mbinguni leo hii hapa duniani hutokea kwako.

Ni kupitia roho huyu sisi sote tu mwili mmoja wa Kanisa lake Kristo Yeshua. Ruak HaKodeshi ndiye gundi ituunganishayo wote kiroho kuwa mwili mmoja wa Kristo, yaani Kanisa lake. Umoja wa Kanisa ni kwa jinsi hii kamilifu na ya daraja la juu, na siyo kati ya taasisi na jumuiya, au makundi ya watu kimwili. Ni katika hali hii zaidi, Kanisa tu warithi pamoja naye Adonai Yeshua. Hivyo mamlaka yetu juu ya kifo na hii Dunia yote yamehifadhiwa katika hili tunalo jadili hapa.

Ni katika nafsi yako hii, ndiyo wewe roho ulipokea uamsho wa ukombozi na toraha yote kuandikwa katika kuta za akili yako, nia yako, na hata ndani ya hisia zako. Je upendo siyo ukamilisho wa toraha yote? Roho yako yamjua Pendo, na kufahamu njia zake za upendo hata wewe kwa asili (instinct), kujua yote stahilifu, na yale yasiyo stahilifu kujitenga nayo (Warumi 2:14). Je atuhukumiwi sisi kila siku na dhamira zetu wenyewe?

Hakika ya hili ni Warumi 13:8 na Wagalatia 5:14 ... *Usidaiwe chechote na yeyote, bali upendo wa mmoja kwa mwenzake, kwani yule ampendaye mwenzake ameitimilisha toraha. ... Kwani toraha yote hutimilika katika neno moja, katika hili; Wewe shuruti umpende jirani yako kama ujipendavyo mwenyewe. ...*

Maongozi ya Ruak katika mafanikio yangu yote hutokea humu, aidha kwa roho wangu, kwamba najua tu pasipo kujua najuaje, au kwa nafsi kupitia mafundisho na kumbukumbu mbalimbali akilini mwangu. Ni amani ijaayo ndani yangu kwa uwepo wake, hata nia yangu ikubali, na hisia kujaa hamasa, hata idhihirike mwilini mwangu.

Tazama Yahkob 3:17 ... *Lakini hekima ambayo hutoka juu kwanza ni halisi {isiyo changanyika na kingine}, kisha inayo shalom {hakuna inacho pungukiwa}, ina kiasi {hufaa kwa wakati, au hali, au lengo maalumu}, rahisi kushawishi {hata ukubali}, imejaa huruma na matunda mema, haipendelei, na pasipo unafiki.* ... Amin!

Tazama mpendwa, huu ndiyo ufupisho wa maarifa yote: wewe ni roho, unayo nafsi, na unaishi katika mwili. Roho wako na nafsi ni pacha, lakini kati yao, roho ndiye wewe. Hivyo unayo mamlaka juu ya nafsi yaani akili yako, nia yako, na hisia.

Mwili hutumia kiungo (organ) ubongo kufikisha yote yapitayo ndani ya nafsi (soul = consciousness) yako mwilini. Nao ubongo katika mwili ndiyo kiranja wa uti wa mgongo, na mfumo wote wa fahamu (nerves system) mwilini mwako. Kwa jinsi hii ndiyo utashi wako (consent), na unavyo pendelea (preference), hujulikana mwilini. Hisia ni sehemu ya ufahamu (consciousness) wako ambao huuwasha mwili kama umeme ufanyavyo juu na zaidi ya mfumo wote wa ufahamu. **Tumsifu Mungu YAHWEH**!

Jinsi ya Kuishi: Mwili (Chakula & Afya)

KAMA TULIVYO TATHMINISHA awali, sasa unayo amani kwa kuwa unajua nini wito wako maishani, na upi mwaka wa kuondoka kwako hapa duniani. Hivyo inakuwa muhimu sasa kujifunza jinsi ya kufanikisha azma hizo.

Kwa kuwa wewe ni sehemu tatu zilizo wewe huyo mtu mmoja, basi ni muhimu zaidi uwepo urari kati ya roho, nafsi, na mwili. Roho na nafsi ziliumbwa (created), lakini mwili wako ulifanywa (made) katika mwonekano wa roho wewe (ulio mwonekano wa Roho YHWH).

Leo na tena leo mahali hapa; tutalenga shabaha maarifa ya vipi wewe adam uishi katika huu mwili, hata utimize kwa pamoja wajibu wako na urefu wa maisha uliyo yachagua. Mwili wako ndiyo vazi rasmi la kuwa mtu, hivyo raia na mmiliki halali wa hii Dunia (Zaburi 115:16, Yokhana 10:1).

Kama vile ikupasavyo kumlisha roho neno la Mungu, ndivyo navyo ikupasavyo kuulisha mwili chakula bora kwa afya na ustawi alio kuumbia. Hivyo wewe utaujali na kuutunza vema mwili wako, ili ufikishe umri ulio chagua katika afya njema, na furaha kupitia chakula bora, maji, na kuufanyisha mazoezi.

Sehemu kubwa ya afya ya mwili huletwa na lishe bora, labda tuseme 70%, unywaji wa maji salama ni 15%, hivyo kuufanyisha mazoezi ni 15% iliyo bakia. Mwili ulitengenzwa kumeng'esha (digest) chakula, ili ujipatiye nishati inayo tumia kupitia virutubisho viletavyo nguvu, makuzi, na ulinzi dhidi ya mashambulizi ya maradhi.

Maji hurejesha uwiano stahilifu wa kikemikali na upoozo wa mwili kutenda katika ufanisi wa joto linalo stahili. Mazoezi husaidia usagaji wa chakula, kujenga misuli, usafisho wa sumu toka mwilini kwa njia ya jasho, na utendaji stahilifu wa viungo vyote vya mwili wako.

Tunasema haya yote, ili kukuonyesha wewe mpendwa kuwa, inawezekana kuvuka umri wa miaka 80 na kuendelea hata uvuke umri wa miaka 100. Na Mungu akiizinisha ombi lako, uishi kuvuka miaka 120.

Tunasisitiza hayo, sababu hatutaki wewe umalize mbio za umri wako duniani: ukiwa mchakavu uliye kongoroka, kizee cha kuonewa huruma, mgonjwa-mgonjwa kila siku, usiye na meno (kibogoyo), usiye ona, na hata uwezo wa kufaidi chakula hauna, kwani inabidi usagiwe. Au unaye bebwa kupelekwa chooni, au kujisaidia hapo-hapo hata uhitaji usaidizi siku zote. Hii haitakuwa baraka ya siku za Mbinguni tena, bali adhabu kali kwa wapendwa wako.

Hiyo miaka tumetaja kwa jinsi ya kizazi hiki, ambacho siyo walengwa. Haya tunayo sema hapa yote yako katika mamlaka na uwezo wako kama mtu kutenda na kuzingatia pasipo ukomo. Utekelezaji wake hili hufanyika ushahidi mbele za YAHWEH Mungu wako kwamba, umri mlio kubaliana, wewe unayo nia ya kutimiza hilo. Hivyo unafanya kwa vitendo yale ya upande wako, hata naye atimize yale ya upande wake. Katika neema na upendeleo, yeye hutimiliza yote mawili kwako wewe uliye mtoto wake.

Mwili wako mpendwa unao uwezo wa kufikisha umri wa miaka 1000 na siyo 100 tu, yaani mara 10 ya huo umri ulio leo wa kupigiwa mfano. Hivyo viungo vyako vyote vinaweza stahimili hija ya miaka yote hiyo pasipo hata kimoja kupoteza uwezo wake, au kudhurika kwa namna yeyote ile. Shuruti sasa unajua ili kutimilisha haya yote, ni muhimu sana wewe uongozwe na Roho wa Mungu, na wewe uchague kwa dhati kula chakula bora, vinywaji stahilifu, na mazoezi pasipo kutegea.

Tazama mpendwa, sisi siyo wahubiri wa maisha marefu kwa sababu eti tunaipenda hii Dunia na mambo yake, la hasha! Urefu wa umri wetu hulenga utimilifu wa nia ya Mungu maishani mwetu hapa duniani. Ni katika hili pekee ndiyo sisi husimama wakakamavu, kwani hatutaki unyonge wa kutolewa humu kabla ya wakati wetu.

Pamoja nalo hili, sisi tunajua na kukiri umiliki wetu kwayo hii Dunia katika Kristo Yeshua. Pasipo shaka sisi tunajua hapa siyo nyumbani, bali hijani. Kama siyo kwa haya, basi sisi tungekuwa wahubiri mashuhuri wa uanzisho wa machinjio katika kila sinagogi, ili kila anaye kombolewa na kumuaminii Adonai Yeshua Kristo, achinjwe hapo-hapo aenda nyumbani Mbinguni mara moja (II Wakorintho 5:8, Wafilipo 1:23-26).

Sisi tunamjua mwenzetu mmoja katika Kristo Yeshua, ambaye katika uhai wake miaka iliyo pita, alitembelea eneo la kanisa lizungumzalo Kiswahili. Huyu alipokea kwa kina mafunzo ya kwamba, sisi tulio amini katika Kristo Yeshua tu mabalozi (ambassadors) wa YAHWEH hapa duniani. Balozi huishi katika ngazi ya maisha ya utajiri wa atokako, na siyo katika ngazi yeyote hapo alipo. Hiki ndicho katika sala ile yako ulipo omba umri wa maisha yako, tulikiita 'siku za Mbinguni hapa duniani.'

Chakula Bora:

CHAKULA NI KILE TU kilicho tajwa na Mungu kuwa chakula katika toraha (kosha), na tena ni kile tu ambacho hubakia katika hali yake ile Mungu aliyo kiumbia kwa ajili ya mlo wa mtu. Tokea makuzi ya sayansi na teknolojia leo hii duniani, hiki ndicho utakacho kula kupitia makundi yake haya manne (4) hapa chini: -

1. Chakula kijengacho mwili - protini (protein),
2. Chakula kiupacho mwili nguvu - wanga (carbohydrates),
3. Chakula kilindacho mwili - vitamini (mboga na matunda),
4. Mafuta (fats) - yanaupa mwili joto.

Lishe bora kwa ajili ya ustawi wa mwili wako shuruti iwe mlo kamili (balanced diet), tokea vigezo hivyo vyote vinne hapo juu. Mlo kamili ni muhimu kwa sababu ogani (organs) za mwili wako, tishu (tissues), pamoja na seli (cells) uhitaji virutubisho (nutrients) ili kufanya kazi zao istahilivyo.

Tena pasipo hivi virutubisho wewe ni rahisi sana kupata magonjwa, maambukizo, uchovu, uchakavu, na mwili kutofanya vyote vile ustahilivyo kuvifanya katika kasi na ubora wake. Mtoto alaye chakula duni uhatarisha udumafu, udhaifu, na hata kutostahimili mikiki-mikiki ya darasani kama wenzake.

Mlo kamili ni ule ambao makundi hayo manne hapo juu uliwa kwa kiasi stahilifu, wakati muafaka, na kwa mara zistahilizo katika siku. Hivyo mlo huo lazima uwe ni ule ambao unaupatia mwili virutubisho vyote tulivyo orodhesha hapo juu.

Pamoja na hivyo ni unywaji wa maji salama, kwa idadi ya glasi zile mwili wako unao hitaji kwa afya bora. Tokea vigezo hivi, huo huwa mlo wenye afya, kwani huo huupatia mwili virutubisho vyake vyote muhimu kwa kiwango stahilifu cha kalori (calories), hata ufanye kazi ustahilivyo.

Huu ndiyo mlo utakao kupatia nishati (energy) ihitajikayo mwilini, pamoja na virutubisho pasipo uzalisho wa sumu (toxicity). Pia huu utakutenga na madhara kama ya kuongezeka uzito kupindukia (obesity). Pamoja na desturi ya lishe bora hivi, ni vema uushughulishe mwili katika kazi (dexterity) na shughuli (fidgeting) za hapa na pale, au mazoezi yapelekeayo kutoka jasho (physical fitness).

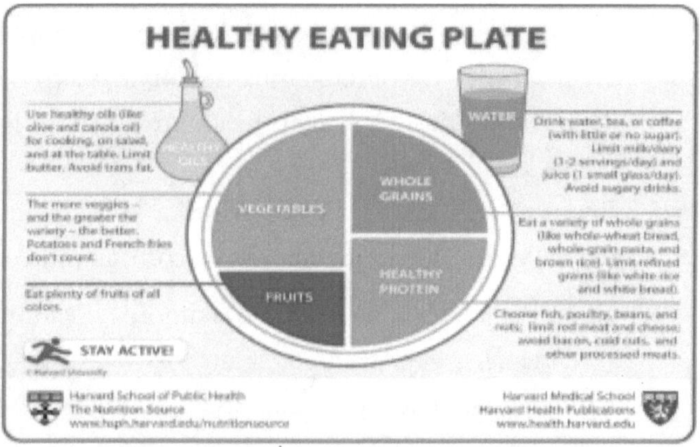

WATAALAMU WENGI KATIKA juhudi za kutafuta maarifa kuhusu vipi mwili uwe, na kubaki na afya, hukubaliana katika vigezo hivi 10 vifuatavyo kwa ubora wa maisha (wellness). Hutaja hivi kuwa muhimu sana kuhusiana na chakula kwako wewe unaye ujali na kuutunza mwili wako. Ni katika haya pekee, wewe utaweza kukamilisha umri wako wa kuishi katika afya njema na furaha tele: -

1. Ni vema kwamba ule kiasi cha kalori zilezile ambazo mwili wako huzitumia, kwani uzito (weight) wa afya ni ule wenye uwiano kati ya nishati uliyo upa mwili, na ile iliyo tumika.
2. Thibiti ulaji wa mafuta, tumia zaidi mafuta yaliyo sagika (saturated fats), na achana na yasiyo sagika (unsaturated fats) au yale yasiyo sagika yazalishwayo viwandani (transfats).
3. Ongeza kiasi cha ulaji wa chakula kilicho mimea (plants) kama matunda, mboga, karanga mbichi, korosho mbichi, na zote zisizo kobolewa za aina hizi. Ulaji wa vile vyenye rangi mbalimbali unasisitizwa.
4. Thibiti sana kiasi cha sukari na chumvi (salt, sodium) unayo kula kwa siku.
5. Jiepushe na vyakula vilivyo athirika kwa madini ya vyuma vizito (heavy metals), na benzini, au minyoo na ekoli. Pia jiepushe na nyama nyekundu[23] ya mifugo (red meat).
6. Kula chakula chenye nafaka zisizo kobolewa (whole grains) na vyote vile vya asili ya maharage.
7. Soma kila orodha ya vilivyomo katika vyakula vilivyo fungashwa viwandani kutambua vilivyomo kwa mlinganisho na uhitaji wa mwili wako kuwa na afya njema. Kinyume na hivi, au kile usicho elewa, acha usinunue chakula hicho.
8. Ulaji wa mlo wenye maziwa ni bora kwani yana kalsiamu (calcium) na vitamini D. Lakini kama mwili

wako hauafikiani na maziwa, ni vema ukatumia mbadala wake ambavyo hivyo pia hupatikana.

9. Kunywa maji ya kutosha kwani ni chanzo bora cha vimiminiko (liquid) mwilini. Jiepushe na vinywaji vya sukari, thibiti kiasi cha juisi unacho kunywa. Maziwa yenye mafuta kiasi stahilifu kwako, na kilevi kidogo (mvinyo), ni sehemu ya mlo wa afya kama hutumika kwa staha. Vinywaji vya michezo (energy drinks) viachiwe wana-michezo wanao tumia zaidi ya saa limoja mchezoni.
10. Shughuli za mwili za siku jumlisha mazoezi au kinginecho kutokana na aina ya kazi ufanyayo, shuruti kiwe kigezo cha mlo na ulaji wako.

Watoto wa YAHWEH tunayo faida kubwa sana, kwani tunazo rekodi ambazo katika umakini wake tunaweza pima athari ya aina ya chakula katika historia, na kwa kipindi kirefu sana. Tunajua kuhusu hoja za utofauti wa msukumo wa hewa angani kwa nyakati za kabla ya gharika, na baada ya gharika. Lakini hata kama utaamua kuundoa kipindi hicho, bado historia inayo bakia yatosha kuonyesha pateni kuwa, chakula kinacho sehemu muhimu na tena kubwa sana katika urefu wa maisha ya mtu.

Tokea uelewa wote wa vipi kifo kiliingia duniani, sasa tukitizame chakula, ili kupima nafasi yake katika urefu wa maisha yako hapa duniani. Katika historia ya maandiko, pia kulihifadhiwa mahusiano kati ya chakula mtu alicho kula, na umri alio ishi. Hivyo tuweke darubini kuuchungua mtiririko wa mabadiliko hayo ya chakula, ili kuona kama nadharia hii itasimama.

Tunatumia jedwali kupunguza wingi wa maelezo, pamoja na kwamba tunajua viko vigezo vingi, lakini sisi tumechagua chakula pekee. Kwa jinsi utaona uwiano kati ya mtu, vipindi, aina ya chakula, na umri alioishi.

Kipindi cha Mwanzo (Adam – Noah):

MWANZO 1:29, 2:16-17 ... *Na Elohim alisema, tazama, Mimi nimekupa wewe kila mmea uzaao mbegu, ambayo [iko] juu ya uso wa nchi, na kila mti, ambao ndani yake [liko] tunda la mti lipandwalo mbegu; kwako wewe itakuwa kwa chakula. ...*

Na Mungu YAHWEH alimuamuru adam, akisema, toka kila mti wa bustanini wewe unaweza kwa uhuru kula: lakini toka mti wa maarifa ya wema na uovu, shuruti wewe usile toka huo: sababu katika siku ambayo wewe utakula tokea huo hakika wewe kufa shuruti ufe. ...

Na	JINA	UMRI	KIPINDI	AINA YA CHAKULA	ANDIKO
1	Adam	930	Mwanzo	Mmea utoao mbegu, mti uzaao matunda, matunda yenye mbegu	Mwanzo 1:29
2	Sethi Adam	912	Mwanzo	Mmea utoao mbegu, mti uzaao matunda, matunda yenye mbegu	Mwanzo 1:29
3	Enoshi	905	Mwanzo	Mmea utoao mbegu, mti uzaao matunda, matunda yenye mbegu	Mwanzo 1:29
4	Keinani	910	Mwanzo	Mmea utoao mbegu, mti uzaao matunda, matunda yenye mbegu	Mwanzo 1:29
5	Lemek	777	Mwanzo	Mmea utoao mbegu, mti uzaao matunda, matunda yenye mbegu	Mwanzo 1:29
6	Noakh	950	Mwanzo	Mmea utoao mbegu, mti uzaao matunda, matunda yenye mbegu	Mwanzo 1:29

KWA HARAKA HAPA UNAONA kipindi cha mwanzo kikianza na umri wa maisha kuwa miaka 930 na kumalizika na umri wa maisha kuwa miaka 950. Kwa kadri ya maelekezo ya mtengenezaji wa huu mwili (Yeshayah 54:5) kwa ajili ya nishati yake, nguvu yake, kujikinga kwake, na kukua, aliagiza tule hivi: mmea utoao mbegu (mboga za majani yaani kama saladi, nafaka, maharage n.k.). Pia alielekeza tule mti uzaao matunda (mizizi, magome, mti, majani yake, matunda, mbegu, n.k.). Kuhusu matunda ni yale tu yenye mbegu.

Hivi mpendwa siyo sahihi kwamba, pale tunapo nunua kifaa chochote leo hii, husoma kwanza kitabu chake cha maelekezo kwa mtumiaji (manual), ambacho huja na kifaa hicho ili kukitumia ipasavyo? Ni katika kufanya hivyo ndiyo wewe hutambua kilitengenezwa kufanya nini, upi uwezo wake, na hutumia nini kwa ajili ya nishati yake. Ni tokea hivi wewe hutambua vile ambavyo hakikutengenezwa kufanya.

Hivi ndivyo andiko hilo juu listahilivyo kuwa mbele yako. Je siyo kwa mlo huu tunaona wingi wa umri kwa mlinganisho na vipindi vyote vingine?

Pamoja na uwezekano wa kupata nukuu nyingi za wanasayansi walio bobea katika fani hii, sisi tumemchagua Anthony Robbins kuwakilisha wana wa kizazi hiki, na tena tokea kazi yake ijulikanayo kama 'The New Science of Personal Achievement' UNLIMITED POWER. Kilicho pigwa chapa na Pocket Books, mwaka 2001.

Tazama kurasa za 166-196, aya ya mwisho ya ukurasa wa 174 anatamka kuwa; kama utaangalia viumbe wote utagundua walio wakubwa zaidi ni wale walao uzao wa mti (majani, mabaka, matunda, mbegu n.k.). Pia anajenga hoja kwamba, wanyama hawa walao majani pekee, wanaishi muda mrefu kuliko wale walao nyama.

Hata laana ndani ya kipindi cha Mwanzo haikubadili chakula kama tusomavyo toka: Mwanzo 3:18-19 ... *Miiba pia na mbigili shuruti hiyo itaileta kwako, na wewe shuruti utakula mimea iliyo tapakaa ardhini; Kwa jasho la usoni mwako wewe utakula mkate, mpaka wewe utakapo rudi udongoni; kwani toka huo wewe ulitwaliwa: kwani wewe [ni] mavumbi, na mavumbini shuruti wewe utarudi. ...*

Kwa kutajwa mkate hapa na tena mapema hivi, hufanya simulizi zote za mtu kugundua moto kuwa hekaya za

Abunuwasi. Hii yaonesha Adam na Havaa hata kabla ya kuwa na wana walisaga nafaka na kuwoka mkate.

Tunafikiri tofauti na kabla ya laana ni kwamba, chakula hakikuhitajika kuandaliwa (toil) kwa kupikwa kwa moto, bali kutwaliwa toka uzao wa vimeavyo kama majani na matunda. Pia ona aina ya chakula kabla na baada ni ileile isipo kuwa maandalizi tu ndiyo yamebadilika, sasa kwa jasho mtu anakula.

Kipindi cha Baada ya Gharika (Shem Noah – Yosef Yahkob):

... Kila kitu kisogeacho {toka eneo moja hadi jingine} ambacho kinaishi shuruti kiwe chakula kwako; tena kama mimea ya kijani Mimi nimekupa wewe kila kitu. Ila nyama iliyo na uhai ndani yake, [ambao ni] damu iliyomo humo, shuruti nyie msile. ... [Mwanzo 9:3-4].

Na	JINA	UMRI	KIPINDI	AINA YA CHAKULA	ANDIKO
7	Shem Noakh	600	Baada ya Gharika	Kila kitembeacho {wanyama, ndege, wadudu, nyoka, mijusi, samaki}, mboga, tunda, isipo kuwa nyama yenye damu	Mwanzo 9:1-4
8	Salah Shem	433	Baada ya Gharika	Kila kitembeacho {wanyama, ndege, wadudu, nyoka, mijusi, samaki}, mboga, tunda, isipo kuwa nyama yenye damu	Mwanzo 9:1-4
9	Ebar Salah	464	Baada ya Gharika	Kila kitembeacho {wanyama, ndege, wadudu, nyoka, mijusi, samaki}, mboga, tunda, isipo kuwa nyama yenye damu	Mwanzo 9:1-4
10	Peleg Ebar	239	Baada ya Gharika	Kila kitembeacho {wanyama, ndege, wadudu, nyoka, mijusi, samaki}, mboga, tunda, isipo kuwa nyama yenye damu	Mwanzo 9:1-4
11	Terah – baba wa Abraham	1897	Baada ya Gharika	Kila kitembeacho {wanyama, ndege, wadudu, nyoka, mijusi, samaki}, mboga, tunda, isipo kuwa nyama yenye damu	Mwanzo 9:1-4
12	Abraham	175	Baada ya Gharika	Kila kitembeacho {wanyama, ndege, wadudu, nyoka, mijusi, samaki}, mboga, tunda, isipo kuwa nyama yenye damu	Mwanzo 9:1-4
13	Yahkob Yitzhakh	147	Baada ya Gharika	Kila kitembeacho {wanyama, ndege, wadudu, nyoka, mijusi, samaki}, mboga, tunda, isipo kuwa nyama yenye damu	Mwanzo 9:1-4
14	Yosef Yahkob	110	Baada ya Gharika	Kila kitembeacho {wanyama, ndege, wadudu, nyoka, mijusi, samaki}, mboga, tunda, isipo kuwa nyama yenye damu	Mwanzo 9:1-4

HAPA TUNAONA ANGUKO la takribani miaka 300 kwa ubadilisho tu wa chakula (labda ile athari ya mabadiliko ya msukumo wa hewa ndiyo hii pia). Na ndani ya kipindi hiki tofauti na kilicho tangulia, tunaona umri wa maisha ukiendelea kuanguka kwa kasi sana toka miaka 600 kianzapo hadi miaka 110 kimalizikapo.

Hili anguko la ndani yake ni la takribani miaka 500 hivyo ukijumlisha na ile 300 unapata jumla ya anguko hapa ni kubwa kuliko la vipindi vyote. Je katika chakula ni nini hicho kibaya hivi kilicho ingizwa kwa mtu kuruhusiwa kula?

Kwa kuwa hawa ni uzao wa baada ya gharika, basi mabadiliko yalikuwa mengi sana. Kwanza aina za mimea ya

Dunia na miti kwa wingi mkubwa ilikuwa imekufa, na hata mingine kutoweka mpaka mbegu alizo panda Noah zilipomea na miti kurudia hali yake ya kwanza. Tuseme labda hili lilichukua miaka 10 hivyo haliwezi kuwa la msingi. Wako wengine wanao sema kuondolewa kwa maji yale yaliyo kuwa juu angani kulipelekea utupu kule, na hivyo mabadiliko ya hali ya hewa (climate change) kwa ongezeko la joto nakadhalika.

Lililo kubwa na husika zaidi kati ya mporomoko huu wa umri wa kuishi, kwa hiki tunacho jadili hapa ni chakula. Tazama jinsi alivyo badili chakula kinyume na maelekezo yake ya awali pale alipo utengeneza huu mwili.

Tunasoma ruhusa na badiliko hilo toka Mwanzo 9:3-4 ... *Kila kitu kisogeacho {toka eneo moja hadi jingine} ambacho kinaishi shuruti kiwe chakula kwako; tena kama mimea ya kijani Mimi nimekupa wewe kila kitu. Ila nyama iliyo na uhai ndani yake, [ambao ni] damu iliyomo humo, shuruti nyie msile. ...*

Kibali hiki cha ubadilisho huu wa mlo kilikuwa muhimu, kwani mboga na matunda adimu sana. Kibali hiki kama kile cha awali kilicho zuia kula tunda la mti wa kati, hiki nacho kinazuia kula damu isiyo ondolewa ndani ya nyama. Hivi wale wenzetu wanao kunywa damu na kuita kisusio, hawajasikia zuio hili la kale? Mti wa kati una ulinzi wa makerubi wawili, lakini ulinzi wa damu ya kiumbe, umeachiwa wewe mtu.

Ruhusa ilitolewa hapa kwa mwili wa mtu kuruhusiwa kula kila kitu kitembeacho chenye uhai. Neno la Kiebrania lilotumika hapa ni 'remes' linalo maanisha hali ya kutoka kutambaa hadi kwenda kasi.

Na pale alipo taja nyama (basar) alifanya hivyo kwa ajili ya kuweka katazo la kunywa au kula damu. Maandiko yafichua kuwa, uhai wa mwili uko kwenye damu yake. Ukomo wa ubongo (cessation of brain) uthibitishao kifo (clinical death), hutokea kwa sababu ya damu kutofika ubongoni.

Hivyo kimsingi, kila kitu na vyote hapa viliruhusiwa. Na kwa hili hufanya vilivyo ruhusiwa katika kipindi hiki ni vingi hata kuliko vya kipindi kilicho fuatilia. Hivyo utaona orodha ikifanyiwa marejeo na kuthibitiwa kuinua umri wa kuishi kwa upande mmoja, na mengi mengine kwa upande wa pili.

Hivyo mtu kwa kuanza kula hivi vyote; uchakavu wa mwili uliongezeka, na umri wa maisha yake ulianguka kwa kasi sana, toka miaka 600 mpaka kufikia miaka 110. Hili latisha na kushtua ukizingatia hata huyo aliyeishi miaka 600, baba yake ndani ya chakula kile cha awali aliishi miaka 950.

Hili andiko la Mwanzo 9:3-4 ndilo mtume Shauli alilitumia kumfunza mwanaye katika imani kwa I Timotheo 4:1-6. Na kwalo hili ndiyo alitangaza: kila kiumbe aliye umbwa na Mungu ni mzuri (anafaa kwa chakula), na hakipo cha kuzuia, kama tu wapokea (mlo huo) kwa kushukuru.

Je una ukumbuka msimamo wa mtume Kefa katika maono yake kwa Matendo 10:10-28 alipo kataa katakata kula wanyama wa aina zote wenye miguu minne, wanyama pori, wanao tambaa, na ndege? Kwa ufupisho huu, sasa unaweza kuelewa kwa nini Kefa alisema hayo ya II Petros 3:15-18, kwamba maandiko ya Shauli ni magumu[24] kueleweka. Mtume Shauli alirudi nyuma kabla ya mazuio ya kitoraha (Kipindi cha mwanzo/awali), na mtume Kefa, alisimama na mazuio ya kitoraha (ambacho ndicho kipindi kijacho hapa).

Tafadhali sana tumia muda kusoma haya maandiko yote uliyo pewa hapa. Mwishoni tutatembea katika wembamba wa nyuzi hizo, ili kutoa ushauri na maongozi kwa kanisa lizungumzalo Kiswahili. Kama yako yaliyo muhimu katika mada hii, hili ni muhimu sana kwako.

Na hiki ndicho pia mitume katika baraza lao la kwanza Yerushalem lilorekodiwa, walihukumu kuhusu chakula ni nini kwao mataifa. Walisema Wamashiah (Wakristo) wa Mataifa waanzie hapo (kwa Noah) kuijia kosha iliyo katika toraha (Mosheh).

Tokea uchunguzi makini wa maandiko ya agano jipya, sisi tunaona mitume kubakia katika utii wa kosha (kosher). Na tena wengi wao katika misingi ya halakha, iliyo migumu kuliko hii ya kitoraha utakayo isoma mbele mara.

Sasa tuirudie tena mada yetu: swali ambalo wewe kama sisi tunalo jiuliza ni kwa jinsi gani na vipi hili lawezekana? Tazama tena utafiti wake ulivyo mwonyesha Anthony Robbins kuhusu ulaji huu wa nyama. Kwetu hili ndilo jambo jipya lilokuja kipindi hiki, na kwalo hili mtu amepokea protini yake anayo ipenda zaidi.

Katika ukurasa wa 183-184 anataja ammonia (mbolea?) kuwa kimojawapo ya vizalishwavyo toka protini, na kwamba nyama inabeba kiwango kikubwa cha asidi ya mkojo (uric acid). Asidi hii ya mkojo ni uchafu utolewao nje toka chembe hai (living cells). Figo huchuja asidi mkojo toka mkondo wa damu na kuipeleka katika kibofu, ili kutolewa nje ya mwili wa mnyama pamoja na urea (mbolea?) kama mkojo. Kipande cha kawaida cha nyama kina chembe 14 za asidi mkojo, na mwili wako unao uwezo wa kutoa chembe 8 tu za asidi urea kwa siku.

Hivi mpendwa wajua nini ikipacho nyama ladha yake? Hautafurahishwa na jibu la hili swali kama wewe ni mshabiki wa nyama. Ladha ya nyama kimsingi ndiyo asidi mkojo pale uilapo. Ni kwa jinsi hii nyama ya kosha ya Wayehudah, ambayo huondoa damu yote, ina ladha tofauti na takribani nyama zote ulazo wewe uzungumzaye Kiswahili (kama siyo kosha).

Kila nyama ina bakteria waozeshao nyama, ambao wamo katika utumbo mkubwa (colon). Wakati mnyama akiwa hai, bakteria hawa waozeshaji (putrefactive bacteria) hubaki ndani ya utumbo huu wa uchafu (osmotic process). Na pale mnyama achinjwapo, uzuio huu huondoka na hivyo bakteria hawa hupenya ukuta wa utumbo mkubwa na kuingia nyama ya mnyama. Hivyo huilainisha nyama, na kwa jinsi hii nyama huchakaa haraka (huzeeka).

Wataalamu wengine huona jinsi bakteria hawa wanavyo ozesha nyama pale mnyama anapo kufa, ni sawa kabisa na jinsi wale bakteria walio katika samadi (mbolea) wafanyavyo. Na kwamba bakteria hawa wako wengi kwenye baadhi ya nyama, hata kuliko samadi. Hivyo muda wa kutoka kuchinjwa, kusafirishwa, kuhifadhiwa na mpaka kupikwa, huongeza madhara na wingi wa bakteria waozeshaji hawa.

Hivyo usamadi wa nyama unayo kula, hutokana na bakteria wafanyacho katika ufu wa mnyama, sababu figo halifanyi kazi tena. Hivyo kila ulapo nyama mpendwa, unakula kile ambacho hata mnyama huyo, hukitoa nje ya mwili wake. kifupi wala mkojo wa mnyama mfu huyo, na mchanganyiko wa bakteria samadi kadhaa.

Je sasa twaweza sema kwamba, ulaji huu wa nyama za mifugo ndiyo ulio pelekea utendaji wa figo kutoweza kazi, na hivyo usafi wa ini kutokuwa makini kama istahilivyo, hata kusababisha mzunguko mzima wa damu kubaki na asidi mkojo nyingi kuliko iwezekanavyo? Je ni kwa sababu hii chembe hai ziliongezeka kufa kiliko istahilivyo, kwani virutubisho ndani ya damu siyo vikamilifu? Kufa huku kwa chembe hai, ndiko kunako pelekea uchakavu wa mwili, hata kwa makosa tuite hali hiyo uzee.

Je mpendwa waona sasa tofauti ilivyo kubwa kati ya dhana ya umri na uchakavu wa mwili? Je umetambua kuwa sura ya uzee siyo tena umri, bali uchakavu wa mwili?

Hivi wajua ni pale chembe hai zifapo ndipo kipara huja, ndipo mvi hutokea, ndipo makunyanzi (wrinkles) huja usoni, mikononi na shingoni? Ndipo mgongo hukunjika, na ndipo nguvu hupotea, na mzee (mchakavu) kuanza kutetemeka? Ndiyo, sasa ninajua.

Kipindi cha Toraha (Yehoshua Nun – Yehoshua Yahweh)

WALAWI 17:10,13-14 ... *Na mtu yeyote yule wa nyumba ya Yisrael, au wa ya-mlowezi ambaye amefanya makazi kati yenu, ambaye atakula aina yeyote ya damu {iliyo bakia katika nyama}; Mimi nitaugeuza hata uso wangu dhidi ya nafsi hiyo ambayo imekula damu, na nitamkatilia mbali toka kati ya watu wake. ...*

Na mtu yeyote yule wa wana wa Yisrael, au wa wa-mlowezi aliye fanya makazi yake kati yenu, ambaye atategea {akisubiria mafichoni} na kumkamata mnyama yeyote au ndege ambaye aweza liwa {kwa kadri ya kibali cha toraha}; huyo shuruti amwage hapo hata damu yake, na kuifunika hiyo kwa mavumbi. Kwani uhai wa wenye mwili wote; damu yake huyo [ndiyo] kwa ajili ya uhai wake: hivyo basi Mimi nilisema kwa wana wa Yisrael, Nyie msile damu ya aina yeyote ya nyama: kwani uhai wa wenye mwili wote, [ni] damu yao: yeyote alaye hiyo {iliyopo au itokayo katika nyama} shuruti akatiliwe mbali. ...

Na	JINA	UMRI	KIPINDI	AINA YA CHAKULA	ANDIKO
15	Aharon – Kuhani Mkuu	123	Toraha	Wanyama, ndege, na samaki wale tu walio ruhusiwa Mboga na nafaka isipo kuwa nyama iliyo na damu	Walawi 17:10,13-14
16	Mosheh – Nabii Kiongozi	120	Toraha	Wanyama, ndege, na samaki wale tu walio ruhusiwa Mboga na nafaka isipo kuwa nyama iliyo na damu	Walawi 17:10,13-14
17	Yehoshua Nun	110	Toraha	Wanyama, ndege, na samaki wale tu walio ruhusiwa Mboga na nafaka isipo kuwa nyama iliyo na damu	Walawi 17:10,13-14

UJIO WA TORAHA TAKATIFU ulikuwa kwa ajili ya ufichuo wa dhambi na makosa, na hivyo uboresho wa maisha ya mtu kimwili na kiroho. Hivyo YAHWEH aliutazama uanguko wa umri wa mtu kama vile matokeo ya uanguko wa mtu dhambini, kuwa mkali na unaotesa watoto wake.

Hivyo kwa uingilio wake katika zama hizi, ilikuwa kwa ajili ya marekebisho katika pande zote hizi mbili, kiroho na kimwili. Hivyo tunaona kipindi hiki umri ukiinuka toka miaka 110 hadi miaka 123. Na kubaki pasipo kushuka chini ya miaka 110, kama hautahesabu adhabu ile ya jangwani. Hivyo hapa unaona kwa mtiririko huu, mtu akitoka kipindi cha kisicho mazuio[25] ya aina yeyote kuhusu chakula, na madhara yake. Na kwa ujio wa toraha, kuingia kipindi cha mazuio.

Kwa wasomi wengi wa maandiko watangulizi wetu pasipo nuru hii ya utambuzi wa ukati wa chakula na umri wa mtu, waliishia kuhukumu kwamba, baadhi ya maagizo ya kosha hayaleti maana, na wala hayafichui sababu ya uwepo wake kimaarifa. Hivyo wengi waliona kosha ni kwa ajili ya utofautisho tu kati ya watu wa Mungu, na wale wasio wake.

Hivyo nje ya nafaka, matunda na mboga, na hususani kuhusu protini, chakula kilipokea mazuio mengi (Walawi 11:2) yafupishwayo katika makundi haya manne hivi: -

1. Yalikuwepo mazuio ya nyama, kwamba lazima awe yule anaye cheua na mwenye kwato zenye kugawanyika (Walawi 11:3-8), na asiye mzoga,
2. Na samaki ni yule tu aliye na mapezi na magamba (Walawi 11:9-12),
3. Hata ndege walipewa mazuio yao kwamba, shuruti awe yule aliye na miguu juu ya nyayo zake (Walawi 11:13-21),
4. Wadudu unao weza kula ni kama panzi (nzige), na senene nao wengine walikuwa na mazuio yao (Walawi 11:22).

Katika namba 4 juu ukitoa wadudu hao warukao, tunaona viumbe wote watambao wakizuiliwa kuwa chakula kwa andiko la Walawi 11:41 ... *Na kila kitu kitambaacho {wakiwa wengi tokea eneo moja kwenda jingine} ambacho chatambaa juu ya ardhi [shuruti kiwe] kufuru; shuruti hicho kisiliwe. ...*

Katika andiko lifuatalo hili, anafungia kula kitambaacho kwa tumbo (kama nyoka), au miguu minne (mamba, mijusi, panya, chura), na kila mwenye miguu zaidi ya minne kama jongoo (jongololo).

Ni pale Wayehuda walipo kuwa uhamishoni Babiloni, ndipo tuonapo marabai kuchukua nafasi hii ya makuhani (sinagogini), na mlipuko wa mafunzo ya kosha na mitzvah zake hata uelewa wa watu kushamiri. Ni katika urudio wao nchi ya ahadi pamoja na maarifa hayo, ndipo Mwana wa Mtu Yeshua Kristo alipo watembelea walio wake Yisrael.

Ni halakha (mafundishio ya Kirabai) aliyo yakemea kwa Matityahu 15:2-3 na Marko 7:8-9, na siyo toraha (maelekezo ya Mungu). Akiwakemea wao kwamba wamebadili maagizo rahisi (hayo 4 juu), na yanayo weza kutekelezwa ya YAHWEH (Matityahu 23:4), kwa desturi ngumu za kimapokezi ya watu (katika Mishnah na Talmudi).

Adonai wetu Yeshua anatarajia sisi sote kwa Matityahu 28:20, kutimiza hayo 4 juu, kama wafuasi na mitume wake walivyo fanya. Je kanisa lilianzishwa ndani ya hekalu au nje yake? Kama ni ndani, basi kisicho kosha siyo chakula hata wewe uweze kula.

Huu utofautisho kidini wa chakula kisafi na chakula kichafu, ni utunzi wa watu tu. Hata sayansi leo bado kufikia uelewa wa mazuio hayo 4 hapo juu, hivyo kwa sasa tekeleza kwa imani. Siku moja sayansi itafikia uelewa wa hili, na utashangazwa na wingi wa hekima zake (kama ulivyo ona juu kwa hilo la usile mzoga).

Kisicho kosha siyo chakula – sasa inuka, njoo lumbana na mimi, nami nitakuonyesha wewe njia ya walio haki, njia ya wale ambao tayari wamesha kombolewa, hao shuruti watii neno lote la Mungu.

Tazama, halipo katazo la nini ni chakula kwa wale wasio na agano naye, hata leo hii. Wao hubakia katika vile vigezo vilivyo tangulia kwisha gharika mpaka leo hii. Lakini kwako wewe uliye mtoto wake, wewe shuruti utii maelekezo yake, kwa kadri yote alivyo kuelekeza.

Kipindi cha Agano Jipya la Mwisho (mpaka hiki chetu):

... *Sasa Roho {Mtakatifu} anazungumza bayana {waziwazi}, kwamba katika nyakati zijazo baadhi wataondoka toka imani, wakiwasikiliza roho walaghai {wavutiao kwa kutamanisha uovu}, na mafundisho ya ibilisi; wasambazao uongo {kana kwamba ni ukristo} kiunafiki {ili kuhadaa}; wazipige chapa ya chuma cho mto {pisho} {zife ganzi} dhamiri*[26] *zao; Wakikataza kuoa, [na] kuacha kula vyakula*[27] *{chakula ni kile tu toraha ilicho ruhusu}, ambavyo Elohim ameviumba kupokelewa kwa shukrani na wale ambao wanaamini na kuijua kweli. Kwani kila kiumbe cha Elohim [ni] chema*[28]*, na hakipo cha kukataliwa, kama hicho kitapokelewa kwa shukrani: Kwani hicho kimetakaswa {fanywa kitakatifu} kwa neno*[29] *la Elohim na sala {unapo kiombea}*. ... [I Timotheo 4:1-5].

Na	JINA	UMRI	KIPINDI	AINA YA CHAKULA	ANDIKO
19	Wewe Mpendwa	70-122	Leo Hii	Kila mmea, matunda, mnyama, ndege, samaki, mdudu katika shukrani na sala ya imani.	I Timotheo 4:1-5

SISI HUFUNZA HUMU KWAMBA, msalaba ndiyo ugawanyo mkuu katika maandiko, yale yote ya kabla yake na yale yaliyo fanyika baada yake. Utofautisho wao ni sawa na masharìki na magharibi. Hivyo uhudumu wa Adonai Yeshua ni kwa agano la kale, lakini ule wa wafuasi wake na mitume wake ni kwa injili ya neema aliyo isimika pale alipo fanyika kafara wa agano jipya. Hivyo hivyo ni yale yote ya siku zile 40 kwisha kufufuka kwake.

Hivyo kwa injili ya neema mtu alipokea ukombozi wa kiroho mpaka maisha ya milele, akiwa sehemu ya familia ya Baba Mungu. Na pia alipokea ukombozi wa kimwili kwa siku za Mbinguni leo hii hapa duniani. Hivyo kwa jinsi ya neema hii, leo wewe mkristo huirudia ile hali ambayo uliumbiwa. Kwa miaka 2000 hii yote bado tunajikongoja kurejelea umri tunao urithi katika yeye.

Pamoja na mwinuko ule wa urefu wa umri katika kipindi cha toraha, hatuoni badiliko sana leo hii, kwani kati yetu wako wenye umri wa miaka 122. Rekodi za kitabu cha Guinness zaonyesha umri mrefu zaidi ulio thibitishwa kwa cheti za kuzaliwa, ni wa mwanamke Jeanne Calment wa Ufaransa aliyefariki mwaka 1997.

Rank	Name	Sex	Birth date	Death date	Age	Place of death or residence
1	Jeanne Calment	F	21 February 1875	04-Aug-97	122 years, 164 days	France
2	Sarah Knauss	F	24 September 1880	30-Dec-99	119 years, 97 days	United States
3	Lucy Hannah	F	16 July 1875	21-Mar-93	117 years, 248 days	United States
4	Marie-Louise Meilleur	F	29 August 1880	16-Apr-98	117 years, 230 days	Canada
5	Misao Okawa	F	5 March 1898	01-Apr-15	117 years, 27 days	Japan
6	Maria Capovilla	F	14 September 1889	27-Aug-06	116 years, 347 days	Ecuador
7	Gertrude Weaver	F	4 July 1898	06-Apr-15	116 years, 276 days	United States
	Susannah Mushatt Jones	F	6 July 1899	12-May-2016	116 years, 311 days	United States
9	Tane Ikai	F	18 January 1879	12-Jul-95	116 years, 175 days	Japan
10	Emma Morano	F	29 November 1899	15-Apr-2017	117 years, 137 days	Italy

TAKWIMU HIZI NI KWA jinsi ilivyo kuwa tarehe 7 Aprili 2016[30] siku ya uhariri wa kwanza wa mada hii. Tulibadili rekodi za Susannah na Emma kwenye uhariri mwingine wa Septemba 2021.

Je washangazwa na wapi wanaume wamekwenda? Hata sisi tokea hili, hushangazwa na majedwali yetu yangekuwaje kama biblia ingetupatia na umri wa maisha (lifespan) ya wake zao wote? Na kingine tukionacho sisi ni kweli kwamba, endaikawa yuko mzee zaidi kati yetu tunao ongea Kiswahili huku Afrika, lakini utata ni kutotolewa vyeti vya kuzaliwa katika nyakati zao hizo.

Bado kikubwa ambacho chajidhihirisha hapa ni ukweli kwamba, miaka 70 au miaka 120 siyo umri YAHWEH alio mpa mtu kuishi hapa duniani. Tunayo neema, hivyo kila dhambi, kosa, na kushindwa kote, kumesha ondolewa mbele zetu. Sasa inuka katika imani, na tekeleza haya akufunuliayo leo.

Katika agano jipya leo hii, ruhusa ya kula vyote kama zama za Abraham imerudishwa. Tunajua Abraham aliaminii YAHWEH alicho sema, naye kwa hilo alihesabiwa na Elohim wake kuwa mwenye haki (tsadik).

Hivyo sisi pia wa agano jipya la mwisho kwisha kuja toraha, tunao uelewa kamili wa nia ya YAHWEH kwa kilicho kichafu, kisafi, na kitakatifu kuliwa. Na uelewa huu huimarishwa na maombezi ya shukrani na utakaso wa chakula (kosha) kabla ya kula (I Timotheo 4:1-5).

Mtume Shauli amebobea katika kufunza dhana hii katika kina chake chote na mapana, tazama anavyo sema zaidi kwa Warumi 14:14,20 ... *Mimi najua, na nime-shawishiwa na Adonai Yeshua, kwamba hakuna chechote [kilicho] unajisi {uchafu unao tengua usafi wa kitoraha} kwa jinsi yake chenyewe; bali kwake aonaye chechote kuwa najisi, kwake huyo hicho ni najisi. Kwa ajili ya chakula usiharibu kazi ya Elohim. Kwa hakika kila kitu [ni] kisafi; lakini [ni] uovu kwake mtu yule alaye akijua ana-kwaza {wengine}. ...*

Adonai alisema ni kile kimtokacho mtu ndiyo najisi, na siyo kile kimwingiacho, kwa kufanya hivi alithibitisha tamko la Mungu katika uumbaji kuwa, kila kitu ni kizuri. Yeshua hufunza dhambi humfika mtu kwa dhamira yake, ndiyo maana ukimtamani mwanamke/ mwanaume wewe tayari umezini naye huyo. Shauli ndiye afunzaye toraha ya asili kuwa katika nafsi zetu, hata kwayo hayo mawili (dhamira na toraha ya asili), iwezekane mtu kula kwa makosa.

Haya yote ni katika ngazi ile ya toraha ya kiroho, utajo wake Shauli kwamba, kila kitu kwa hakika ni kisafi, watokana na kile Mungu alichofanya kupitia maono na maongezi kwake Kefa. Unajisi ndiyo kutokuwa safi (unclean). Hali hii ni matokeo ya kuivunja toraha.

Na maono yale ya Kefa yalitumia chakula lakini yalihusu hili la Mataifa kuwa siyo najisi kwa jinsi ya uzalio wao, kama vile Wayisrael wasivyo wasafi kwa jinsi ya uzalio wao. Marabai walifunza hivi kwa makosa, kwani Wamataifa ni wa kawaida (common), na Wayisrael huanguka katika unajisi kwa uvunjo wa toraha. Wamataifa hawakupewa toraha hata waivunje (lakini bado maprushimi mpaka leo ukienda Yisrael, wanajitahidi sana kupita upande wa pili wa njia).

Je kweli hii inapo pelekewa kwenye chakula inakuwaje? Kimaandiko kila chakula (yaani kosha) ni kisafi, kizuri, na chafaa sana kula. Kumbuka kila kilicho chakula katika maandiko, lazima kitimize kanuni zile 4 ulizo pewa juu. Chechote nje ya hizo kanuni 4 kwa aliye muumini siyo chakula, na hivyo hakifai kula (lakini ni cha kawaida kwa mpagani, na vile-vile siyo najisi kwa aidha mpagani au muumini – sababu najisi ni kile kikutokacho sicho kikuingiacho). Je kwa kula kisicho chakula, mtu hupoteza uzima wake wa milele? Hapana! Huko ni kushindwa kwako kutimiza maelekezo ya Mungu wako. Na madhara yake ni upungufu wa zawadi zako katika maisha ya milele.

Kula kwa makosa ni pale dhamira yako tokea chimbuko la imani yako isemapo; hicho ulacho sicho chakula, basi hicho ulacho huwa siyo stahili kwako. Hivyo kama waendelea kula pasipo kujali maongozi hayo ya nafsini mwako, basi wakingana na wewe mwenyewe. Hali hii huondoa amani ya ndani, kwani kwa kujihukumu kosa, basi wewe huwa mkosaji.

Hivyo kula kwako huku ijapo kuwa siyo dhambi (sin), lakini ni kushindwa (failure) kujizuia kwako kuliko kosa (fault). ... *hivyo basi wewe usiache mtu yeyote akuhukumu kuhusiana na ulaji, au na unywaji, au kuhusiana na sherehe za miadi {moedim}, au kuhusu rosh-hodesh {mwezi mpya} au Shabath:* ... [Wakolosai 2:16].

Sasa tazama jinsi mtume Shauli anavyo chukua uelewa ule tulio kushirikisha juu kuhusu hukumu ya dhamira yako, na lile la toraha iliyo andikwa katika nafsi ya kila muumini. Na kutumia hizo (2) kwayo yote yahusiyo chakula, vinywaji, Shabath, Shabath maalumu, pamoja na yale ya mwezi mpya kwa toraha. Kwayo haya katika jinsi hizo mbili, anathibitisha nukuu yake kwa Waebrania 8:11 kuwa, kila mtu atamjua YHWH, hata isiwepo sababu ya mmoja kumfunza mwingine (Yirmeyah 31:34).

Shauli haifuti toraha, bali ana zungumza haya tokea ndani yake hiyo. Na kama hajaifuta hiyo, je anawaweka huru waumini toka hiyo? Ndiyo, kupitia neema ya Kristo katika hayo ya makosa, kushindwa, na dhambi, sisi Wamashiah tuko huru. Sisi tuko katika daraja la juu; hatutendi toraha (kuenenda kwa upendo), ili tuwe wenye haki, watakatifu, wana wa Mungu, lah hasha! Sisi huenenda kwa upendo (utendaji wa toraha), kwa sababu sisi ndiyo wenye haki, watakatifu, wana vipenzi wa Mungu YAHWEH.

Hiki ndicho asemacho mtume Paulos: wewe umemuamini Adonai Yeshua kuwa Mungu na Mkombozi wako, yatosha! Basi sasa timiza vile atakavyo kwa alivyo sema, tenda, na siyo zaidi au pungufu. Katika neema waweza kula na kunywa chechote, ili mradi tu unavibariki hivyo mbele za Baba Mungu katika jina la Yeshua Kristo. Lakini kile kilicho zuio nafsini mwako (tokea yale mawili pekee), basi hicho wewe usile wala kunywa. Je leo kwa yale manne haujasikia mazuio ni yapi? Na kama umesikia, umeiamini habari yetu hii njema kwako?

Katika haya yote anataka wewe usiwe mtumwa, bali mtu huru uliye pokea akili za Kristo. Kama vile Shabath ilivyo fanywa kwa ajili ya adam, ndivyo navyo chakula na vinywaji vyote. Sasa tafakari haya pamoja nasi: I Timotheo 3:2-3,8, 5:23, Titus 1:7-8, 2:2-6, I Petros 4:3, Luka 1:15, 7:33-34, Yokhana 2:9-10, Matendo 2:13, Warumi 14:1-26, na Waefeso 5:18.

Kama wewe mpendwa tokea mafunzo haya umeamua kufuata ushauri mzima wa YAHWEH kwa toraha na injili, basi wewe usiwe sababu ya kero na kuchanganyikiwa kwa walio dhaifu kati yetu kundini. Kila mmoja na aenende kwa kadri ya imani yake upendoni, ukijalishwa sana na amani, na makuzi ya wenzi wako kuliko siasa kali.

Yule aishiye kwa yale ya Adam (vegan, vegetarian), au ishiye kwa yale ya Noah (pasipo katazo isipokuwa kula damu), au kwa yale ya Aharon (anafuata yale manne ya kosha), au kwa haya ya Shauli (Kefa yuko sahihi, ayasemayo Shauli siyo rahisi kueleweka – aidha yote, au baadhi, au moja), aachwe huyo atende hivyo mbele za Mungu YAHWEH. Kuwa makini sana katika hili, kwani leo ndiyo siku ya uamuzi wako - sisi na walio wetu, tutamtii YAHWEH.

Afya Njema:

... *Tazama, Mimi nitawainulia afya na kinga {dhidi ya maradhi na magonjwa}, na Mimi nitawaponya wao, na nitafunua kwao wingi wa shalom {hakuna kinacho kosekana: amani, mafanikio, usalama, utulivu, ustawi n.k} na kweli {yenye hakika, isiyo badilika, na inayo aminika}.* ... [Yirmeyah 33:6].

Mwili wenye afya njema ni ule unao ongozwa na Roho wa Mungu kwa jinsi ya nafsi (akili, nia, hisia) yako, katika amani tulivu ya wewe roho. Mwili huu tokea uamuzi uliofanya hapo juu, ndiyo utumiao virutubisho bora toka mlo kamili, ukinyeshwa maji salama na toshelezi, na ufanyao mazoezi stahilifu. Huu ndiyo mwili wenye afya njema, kwani hauna laana ya maradhi, magonjwa, maumivu, au uchakavu, kwani katika Kristo Yeshua, wewe unaishi siku za Mbinguni leo hii hapa duniani.

Mpendwa, hakuna uhusiano wa neno afya na hospitali mahali hapa, bali uhusiano wa karibu kabisa na urefu wa umri wa maisha yako. Katika hili, hii ndiyo nia ya Mungu wako YAHWEH tokea III Yokhana 1:2 ... *Mpendwa, mimi nasali kuhusu mambo yote kwamba wewe uweze fanikiwa {katika shughuli zako} na uwe na afya njema, tena kama roho yako inavyo fanikiwa.* ...

Tazama, chimbuko la afya yako ni kila neno la YAHWEH Mungu wetu (Mithali 4:20-22). Hivyo kwetu sisi chakula cha Eden ndicho stahilifu, kile cha gharika ni matokeo, toraha ilisimamisha uharibifu wa hicho cha matokeo kwa kuwekea mazuio. Kama hivi ndivyo kweli yote, basi chakula cha Eden ndiyo asili yetu.

Na ushughulishaji wa mwili shuruti uwe kwa kazi za mikono yetu (dexterity), na siyo hizi za leo juu ya deski wakodolea macho kompyuta siku hadi siku, wiki mpaka wiki, miezi na miezi, miaka njoo miaka nenda. Kwa wewe ambaye hauna budi, basi wewe shuruti ufanye mazoezi.

Maisha Baada ya Kifo:

Kinacho fuatia katika maisha baada ya kifo ni hukumu. Hukumu ya watakatifu ni ugawanyo wa zawadi na nafasi (madaraka) za kila mmoja wao katika maisha ya milele. Hukumu ya wale wote wasio amini katika Kristo Yeshua, ni mauti ya pili gehena milele.

Hili halijalishi wewe ni dini gani, au jinsia gani, au wa rangi gani, au utaifa upi. Au chechote kile kinacho kutofautisha wewe na yeyote au wowote wale, uwaonao kuwa tofauti na wewe, wakiwa watu wenzi wako.

Mada zifuatazo mara, zitafunza haya ya mahali pa kiroho katika jinsi na namna ambayo bado kuona kati yetu sisi tuzungumzao Kiswahili. Hivyo tunajua litupasalo kufanya hapa, lakini tunaahirisha kwa kitambo mpaka wakati wake ufike huko mbele. Hivyo chechote tunacho sema hapa ni finyu na kifupi kupindukia, ili kuzawadia usubirifu wako katika wakati maalumu ulio ahidiwa.

Tunasoma kuhusu haya katika maandiko hivi: Ufunuo 20:13, Yokhana 5:22, na II Wakorintho 5:10 ... *Na bahari iliwaachia juu wafu wake ambao walikuwa ndani mwake; na kifo na sheoli {kuzimu, hediz} waliwaleta juu wafu ambao walikuwa ndani mwao: na hao walihukumiwa kila mtu kwa kadri ya matendo yake. ...*

Kwani Baba hahukumu mtu yeyote, lakini amekabidhi hukumu zote kwa Mwana {wa Mtu}; ...

Kwani sote lazima tutokeze mbele ya kiti cha hukumu {kiti cha enzi} cha Kristo; ili kila mmoja aweze pokea vitu [alivyo-tenda] katika mwili [wake], kwa kadri ya yale aliyo-tenda, aidha [yawe] mema au mabaya. ...

Mbinguni

KAMA TULIVYO SEMA AWALI; kijiographia Mbinguni ni sayari au nyota (aidha mfumo au lah), au daimesheni nyingine iliyo juu ya sayari yetu hii Dunia (au mfumo wa jua). Ndani yake humo, ndipo kiti chake cha enzi kilipo, katika upande wake ulio juu zaidi, upande wa kaskazini.

Kwa uelewa wa karne ya kwanza ya ujio wa Yeshua Kristo, ilifikirika mbingu zimegawanyika katika maeneo matatu. Eneo la kwanza ndilo hili tulionalo ukitoka nje na kutazama juu angani (atmosphere – mduara wa gesi unao izunguka Dunia). Hivyo mbingu ya pili ikawa ni eneo nje ya sayari Dunia (space/ cosmos/ universe) mpaka kuifikia Mbinguni. Na mbingu (heavens) ya tatu ndiyo Mbinguni (Heaven), hapo tulipo fanyia tafsiri mara.

Pia kwa sayansi ya NDE (near death experience), wote tunajua jinsi ambavyo watakatifu huenda Mbinguni. Malaika hukuchukua wewe uliye amini mara ukatapo roho (mauti ya kwanza), toka duniani hadi juu Mbinguni, na hakuna pengine pa kusimama. Huwa hivi sababu kazi aliyo ifanya Adonai Yeshua Kristo ni kamilifu na hakika ya kutufikisha waumini juu Mbinguni kwa Baba Mungu alipo. Amin

Gehena

GEHENA NI ENEO LILOTENGWA maalumu kwa ajili ya malaika walioasi. Pale mtu alipoasi, nao walijumlishwa humo kama tu wataikataa nafasi ya ukombozi waliyo pewa kupitia Mwana wa Mungu Adonai Yeshua Kristo.

Haupo ukombozi kwa malaika walioasi. Eneo hili ndiyo pia linalo julikana kama ziwa la moto wa kiberiti, nao hudumu milele. Huku ndimo sisi hukuita kukatiliwa mbali toka upendo wa Mungu, kana kwamba ni kuwa nje yake.

Pale wewe usiye amini injili ya Mungu, na Mwana wake Adonai Yeshua Kristo unapo kufa; ndipo huburuzwa na ibilisi wakatili hadi eneo la chini kizani liitwalo kuzimu. Kuzimu ni chini ya Dunia, kunako julikana pia kama sheoli au hediz, yaani gerezani la shimo lisilo mwisho.

Hediz ndiyo nyumbani kwa satani (adui) ibilisi lucifer na genge lake la maibilisi walio tupiwa humo kwisha kufanya uasi Mbinguni. Watu wote walio humu husubiria kwa majonzi siku kuu ya hukumu zao, siku ya kilio na kusaga meno. Watakapo tupwa gehena kupokea mauti ya pili.

Mpendwa, kwa sababu ya upendo wetu kwako, sisi hatujabana maneno kabisa. Kama wewe ni mwerevu hata umeweza kusoma kitabu hiki mpaka hapa, na bado kuamini, unayo nafasi leo tena ya kurudi mpaka ukurasa wa mwanzoni mwa kitabu chako hiki, na kufanya Sala ya Ukombozi kuepuka haya yote. Leo uko huru kuamua kumpokea Adonai Yeshua Kristo, na wakati pia waruhusu sisi kufanya ombi hili rasmi kwako.

Hata sasa hatufanyi dini, wala kuvutia watu upande wetu, bali tunaokoa maisha ya kaka na dada zetu wazungumzao Kiswahili. Sisi tunayo maarifa ya kauli ya Mungu kwako isemayo hivi kwa Matendo 4:12 ... *Wala haupo ukombozi kwa yeyote mwingine: kwani halipo jina jingine chini ya mbingu lilopewa kwao watu, ambalo kwalo hilo sisi lazima tukombolewe.* ...

Wewe usiye amini ufikapo gehena, utabaki roho na nafsi tu katika uonekano wa kiroho. Kupitia nafsi yako utambuzi binafsi utaendelea, na kwa roho yako uhai wako pia utaendelea ndani ya mateso ya milele pasipo uwezekano wa kuyazoea.

Hakuna kweli katika ulaghai kwamba, kifo ndiyo mwisho wa yote, hata mababu zetu bado katika ujinga wa mizimu, walijua yako maisha baada ya kifo. Ndiyo! Yako maisha baada ya kifo! Hata kwako usiye amini, yako mateso baada ya kifo chako!

Tamati

Hapa leo kwa mada hii ya 7.12 **Siri ya Kifo**, umefika mwisho wa somo la 7 la **JINSI YA KUPOKEA UKOMBOZI**, na vilevile mwisho wa **CHUO CHA PILI** kilicho **FUMBO LA UKOMBOZI & UFUNUO WA UKOMBOZI**.

Usiku umeshakwenda sana mpendwa, na ona alfajiri imekaribia. Wewe ulipo inama kusoma humu, na hapa unapo inua kichwa chako; wajua kuwa usomacho ni kweli, sababu ni Mimi nishuhidiaye hivyo ndani yako.

Mpaka lini malumbano? Mpaka lini kusubiri kuamua[31]? Je yuko aliye hivi, au atendaye kwa ufasaha na umakini huu duniani? Tazama naja haraka na ujira wangu mkononi, kumlipa kila mtu kwa kazi yake.

YAHWEH akubariki na kukutunza wewe; YAHWEH akufunulie mng'aro wa uso wake, na awe mwenye neema kwako. YAHWEH atakuangalia na kukupatia wewe shalom. Katika jina la Adonai wako Yeshua Kristo; enenda sasa na usambaze habari hizi njema, kwa kaka na dada zako wote wanao ongea Kiswahili. Amin

[1] HISTORIA YAONYESHA katika kumbi-viwanja (arena) za Kirumi wapiganaji (gladiators) asubuhi hupewa silaha kujitetea dhidi ya wanyama wakali, lakini jioni wapiganaji wa mwisho wa siku hujulikana kama 'walio pangiwa kifo' huletwa uchi na pasipo silaha ili wauawe na wanyama wakali. Na awezaye kuwatoroka, huuliwa kesho yake.

[2] Ambalo kila aliye mtume hufariki

[3] Neno hili limetumika kwenye biblia (King James Version) kama kuteketea hadi kutokuwepo tena (perish) mara 33, mara 26 kama kufikisha ukomo wa uwepo wa kitu kwa uangamizo (destroy), mara 22 kama kupotea kwa kutokuwepo tena, na mara 5 na 4 katika mahusiano na upotevu.

[4] Mkanda wa mwanga hafifu wa nyota nyingi sana ujizungushao (spiral) juu kabisa angani ukionekana usiku.

[5] http://www.jdm.org/p-213.aspx?sename=heaven-close-encounters-of-the-god-kind

[6] https://en.wikipedia.org/wiki/Purgatory

[7] Dhambi ya kukusudia ni ile utendayo wakati ukijua katazo lake maandikoni.

[8] Siku ya hukumu kuu, au katika Siku ya YAHWEH

[9] Kwa kuwa Paulo hakuweza hudhuria sababu ya kifungo chake, hivyo aliandika barua akitaja mema yake marehemu (paying last respect).

[10] Theolojia inayofunza kuhusu kifo, hukumu, na mwisho wa yote na vyote.

[11] Fikra inayo eleza jambo fulani.

[12] https://en.wikipedia.org/wiki/History_of_Purgatory

[13] Sarah alifanya hivi pia – mpaka sasa vita vya wana hawa wawili wa Abraham havijesha.

[14] Neno hili limetumika kwenye biblia (King James Version) kama kuteketea hadi kutokuwepo tena (perish) mara 33, mara 26 kama kufikisha ukomo wa uwepo wa kitu kwa uangamizo (destroy), mara 22 kama kupotea kwa kutokuwepo tena, na mara 5 na 4 katika mahusiano na upotevu.

[15] Nukuu siyo kamilifu, na imeondoa majina halisi.

[16] Katika zama hizi za Milenia ya Kristo, yeye Mfalme wa wafalme ataitimiliza adhabu ya kifo kama ilivyo katika toraha. Ni kwa jinsi hii kwa mdhambi kufikisha miaka 100 pasipo kuacha dhambi itakuwa haiwezekani. Kutenda dhambi na kuwa mdhambi ni vitu viwili tofauti. Mdhambi amelowea (lifestyle), na adhabu ya dhambi ya kukusudia kwa kadri ya toraha ni mauti.

[17] Bible Notes

[18] Scorn, despise

[19] Scorn, despise

[20] Utokanao na kiburi

[21] alienation

[22] Zongwa na kazi nyingi hadi kuchoka

[23] Ambayo bado iko na damu

[24] II Kefa 3:16 And as he said in all his letters, which had to do with these things; in which are some hard sayings, so that, like the rest of the holy Writings, they are twisted by those who are uncertain and without knowledge, to the destruction of their souls.

[25] Isipokuwa ulaji wa nyama iliyo na damu (na wala usiseme unywaji wa kisusio).

[26] Mtizamo binafsi wa kifikra kuhusu imani, upelekeao wewe kuchagua uongee vipi na kutenda kulandana na imani yako.

[27] Kwa Myisrael aliye farisayo wa mfarisayo Shauli, chakula ni kile tu toraha ilicho kiruhusu. Hivyo hapa anajadili wale wanao zuia ulaji wa vyakula ambavyo tayari toraha imeruhusu. Katika zama zake Wayisrael wengi kwa jinsi ya halakha walizuia ulaji wa vyakula (kosha) ambavyo havikuandaliwa kwa kadri ya halakha (na siyo kila wakati hili ni sawa na toraha). Mfano ni nyama isiyo kosha kwa jinsi ya utoaji wa damu kufuatia halakha. Hivyo kwa jinsi haikuwezekana mbele zao kwa yeyote kati yao kula kwa asiye Myisrael. Hiki Yeshua na Shauli walikipinga na kuchukiwa nao.

[28] Hatujui uhusiano wa dhana hii na ile ya wanyama safi na wasio safi aliyo isimika Mungu (sisi tunafikiri anaongelea ndani ya wale walio safi hata kustahili kuwa chakula).

[29] Neno la Mungu lilofanya utakaso wa viumbe hao ni pale alipo ruhusu walio wasafi kuwa chakula (pale watimizapo vigezo vya kitorah – na siyo halakha).

[30] https://en.wikipedia.org/wiki/List_of_the_verified_oldest_people

[31] Kukata shauri

Don't miss out!

Visit the website below and you can sign up to receive emails whenever Shannel S Silwimba publishes a new book. There's no charge and no obligation.

https://books2read.com/r/B-A-OGCW-WNRZC

BOOKS 2 READ

Connecting independent readers to independent writers.

Did you love *Siri ya Kifo*? Then you should read *Ufufuo & Uchukuo*[1] by Shannel S Silwimba!

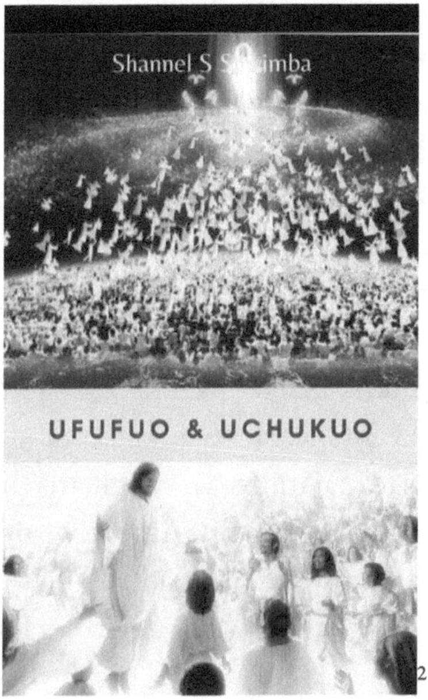

[2]

Kitabu hiki MNNNMA ni kiberiti kinacho washa moto wa mabadaliko makubwa, na kama siyo mapinduzi ndani ya kanisa lote linalo zungumza Kiswahili. Katika hiki tunaona mtizamo mpya wa theolojia, changamoto katika tafsiri za biblia ndani ya lugha ya Kiswahili, na jipya zaidi ni uhamisho wa waumini toka udini kuelekea mahusiano na Mungu YHWH.

Kitabu kinachukulia biblia yote kuwa fumbo la picha, na hivyo kutumia mstari wa wakati uendao mbele katika mduara, kuonyesha mwanzo hadi mwisho wa kila kitu. Na kama hili

1. https://books2read.com/u/mBVv1k

2. https://books2read.com/u/mBVv1k

halitoshi, kinaweka dai tatanishi kwamba, biblia yote iliandikwa kwa ajili ya ukombozi wa Adonai Yeshua Kristo, na kwamba yote humo pamoja na maisha yako yote, ni kwa ajili ya Mungu YHWH kuwa na familia yake tu.

Kitabu kinacho dai tete la kuifunua kweli iliyo moja na ya pekee mahali pote, wakati wote, na kwa vizazi vyote. Na katika kunogesha uelewa; kinapinga mafundisho yaliyo zoeleka kwamba, mtu ataishi Mbinguni na Mungu milele, kwa kudai maandiko yote yanasema, ni Mungu YHWH anaye hamia katika Dunia mpya ndani ya Yerushalem Mpya kuishi humo milele na watoto wake watakatifu.

Kitabu kinajikita katika malumbano ya kidini na sayansi, na kuitumia teknolojia ya sasa kuelezea dhana nyingi za kiimani. Na kwa kila funzo la kinadharia unalo pewa, pia huonyeshwa jinsi ya kutenda hilo uhesabiwe mstahiki wa ahadi hiyo ya Mungu. Na katika ujasiri mkuu kinaweka dai ya kuwa, hicho ni ujumbe halisi wa Mungu YHWH kwa kanisa lake tukufu linalo zungumza Kiswahili.

Ni kitabu ambacho kila anayefunza dini hawezi kukikosa, na kwa kila mtu anaye taka kujua kweli ya mambo ya kiungu, hiki ni kitabu muhimu zaidi sokoni kwa sasa. Tunakiona kutawala malumbano katika kumbi za mihadhara, mimbari za masinagogi, na hata madarasani kufunzwapo dini. Ni kitabu ambacho kitafungua jicho la kila muumini, kwani katika lugha ya Kiswahili hakipo kinacho zama katika kina chake hiki. Kwa kweli uhamsho wa kanisa linalo zungumza Kiswahili sasa umefika wakati wake!

Also by Shannel S Silwimba

Chuo cha Tatu
Mwana-Adam ni Nani Naye ni Nini Mungu Amkomboe

Standalone
Historia & Maisha ya Yeshua Kristo
Jinsi ya Kusali & Kuongea na Yahweh
Mafundisho ya Utajiri
Utatu Mtakatifu
Mafundisho ya Ndoa
Ufufuo & Uchukuo
Ujio wa Pili wa Yesu Kristo
Yisrael
Mafundisho ya Utajiri
Creation of Man
The Doctrine of Prosperity
The Book of Death
Siri ya Kifo

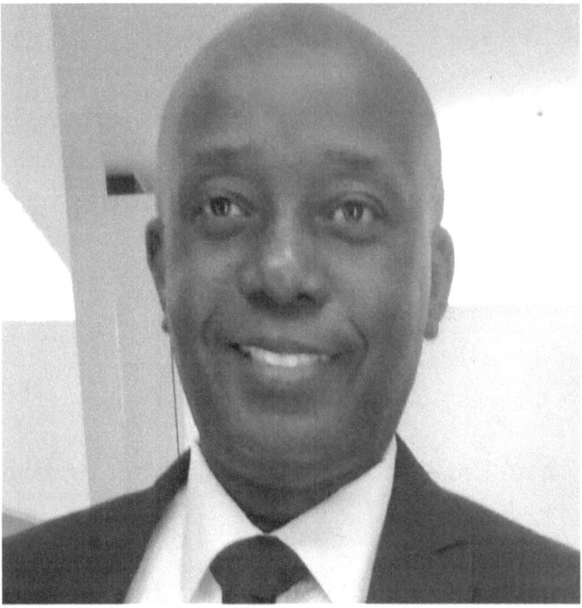

About the Author

Amehitimu elimu ya chuo kikuu, na amehudumu kwa takribani miaka 25 ya kazi kusaidia wengine wafanikiwe akiwa katika nafasi ya mkuu wa idara. Katika kipindi hiki amehudumu kwenye makampuni matatu ya kimataifa. Hivyo anao uzoefu katika sekta ya kilimo biashara na usindikaji kwa miaka 7, wa kuzalisha vyakula na usambazaji kwa miaka 8, na uagizaji na uuzaji wa mafuta kwa takribani miaka 10. Kwa sasa ni mhudumu katika biashara ya kilimo cha matunda, na usambazaji huu wa vitabu.

www.ingramcontent.com/pod-product-compliance
Lightning Source LLC
LaVergne TN
LVHW040441051026
849517LV00002B/700
* 9 7 9 8 2 2 3 6 7 7 2 0 8 *